自我调理
颈椎病 与 肩周炎

ZIWO TIAOLI
JINGZHUIBING YU JIANZHOUYAN

主　编：崔林华　李计留　陈元武

副主编：马虹宇　张晓旭　袁文龙　李秀珍　蒋志恒　王简月

参　编：（按姓氏笔画排列）

　　　　申桂莲　兰剑如　安鹏娟　齐丛会　刘平格　邢　潇

　　　　杜梦婷　李永军　侯宇兰　贾海波　高　婷　耿烨瞳

西安交通大学出版社
XI'AN JIAOTONG UNIVERSITY PRESS

图书在版编目(CIP)数据

自我调理颈椎病与肩周炎/崔林华,李计留,陈元武主编.
—西安:西安交通大学出版社,2015.7
ISBN 978 - 7 - 5605 - 7553 - 7

Ⅰ.①自… Ⅱ.①崔… ②李… ③陈… Ⅲ.①颈椎-脊
椎病-防治 ②肩关节周围炎-防治 Ⅳ.①R681.5 ②R684.3

中国版本图书馆 CIP 数据核字(2015)第 153190 号

书　　名	自我调理颈椎病与肩周炎	
主　　编	崔林华　李计留　陈元武	
责任编辑	赵文娟　郄梦杰	
出版发行	西安交通大学出版社	
	(西安市兴庆南路 10 号　邮政编码 710049)	
网　　址	http://www.xjtupress.com	
电　　话	(029)82668357　82667874(发行中心)	
	(029)82668315(总编办)	
传　　真	(029)82668280	
印　　刷	陕西新世纪印刷厂	
开　　本	727mm×960mm　1/16　印张 9.25　字数 108 千字	
版次印次	2015 年 9 月第 1 版　2015 年 9 月第 1 次印刷	
书　　号	ISBN 978 - 7 - 5605 - 7553 - 7/R · 926	
定　　价	22.80 元	

读者购书、书店添货,如发现印装质量问题,请与本社发行中心联系、调换。
订购热线:(029)82665248　(029)82665249
投稿热线:(029)82668805　(029)82667663
读者信箱:xjtupress@163.com

随着当今社会的快速发展，人们生活水平有了明显的提高，工作环境也发生了巨大的改变。这些虽然是社会进步的体现，但是也带来了相应的问题。人们的体力劳动逐渐减少，伏案工作者不断增多，加之电脑、手机的过度使用，这就使得颈椎病和肩周炎患者的数量逐年上升。尽管颈椎病和肩周炎不会对人体造成致命损伤，但会严重影响人们的正常工作和生活，引发患者身体和精神上的巨大痛苦。

本书系统介绍了有关颈椎病及肩周炎的基础知识、临床常用的诊断治疗和预防方法，并结合作者的多年临床经验对各种治疗方法做出了对比评价。为了便于广大读者阅读和理解，本书在文字上尽量避免专业术语的出现，因此通俗易懂，非常适合非医务工作者阅读使用。希望读者能够通过本书的阅读，对颈椎病及肩周炎获得相对系统的了解，从而懂得日常如何预防这两种病，患病后如何进行科学的治疗，治愈后的注意事项和如何防止复发。

如果通过阅读此书，各位读者能够对颈椎病肩周炎有个基本的了解，并带来一些实质性的帮助，我们将感到由衷的高兴和欣慰。

本书编写中虽然务求完备，但难免有疏误之处，敬请广大读者和各位专家不吝赐教。

目 录 contents

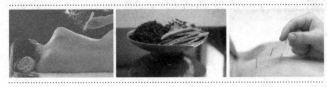

2

基础篇

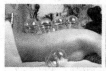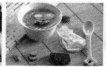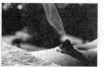

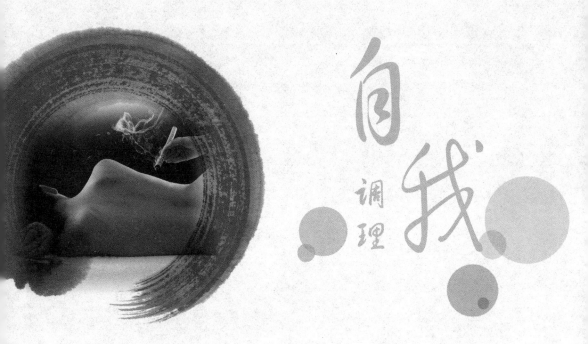

自我
调理

颈椎病的沿革

人类对颈椎病的认识已经有较长的历史了。人类自从直立行走后,颈椎获得了相当大的活动度,也承受了相当大的应力。对颈椎病的正式记载可以追溯到200年前,随着对该病研究的不断深入,人们对颈椎病的解剖学基础、生物力学、发病机理、患病率、分型、诊断标准、诊断检查法,以及其各种非手术和手术方法的适应证、治疗原则和评价逐渐有了比较全面的认识。

20世纪50年代,人们对颈椎病的定义和分型有了更加科学的理解。布雷恩等(1952年)研究了45例颈椎病病例,再一次证实了急性外伤性损伤与髓核的关系,而慢性颈椎病的产生不仅仅由于髓核突出,而且还有韧带、椎骨和关节的病变。他们还讨论了脊髓前动脉和静脉丛受压的危害性,指出这些血管受压导致受压节段以下脊髓节段功能损害和失调，因此将颈椎间盘退行性改变以及所导致脊髓、神经根或血管受压引起的相关临床症状，称之为颈椎病。梅尔和德鲁克曼（1953年）认识到突出的椎间盘压迫脊髓前动脉及其分支是产生脊髓病理变化的直接原因，再一次强调了血供变化对脊髓损伤病理变化的重要性，认为突出的椎间盘对脊髓前动脉的压迫是脊髓损害的主要原因。弗莱克霍姆（1951 年）首先对两种类型的椎间盘突出进行鉴别，即髓核膨出型和纤维环脱出型。康奈尔在 1955 年描述了颈椎病的 3 个类型：①椎管内的椎间盘突出；②在①的基础上伴椎体和关节突的广泛退变；③在②的基础上，关节的退变与椎间盘突出在同一节段上。

颈椎的构造特点

正常人体有 7 个颈椎，颈椎的一般形态是由 1 个椎体、1 个椎弓及 7 个突起（1 个棘突、1 对横突、两对关节突）所构成（图 1），颈椎具有支持头颅、保护脊髓及通过颈部供应颅脑的血管、神经的作用。颈椎椎体是椭圆形的柱状体，左右距离大于前后距离，上下椎体间呈马鞍形对合，与椎体相连的是椎弓，二者共同形成椎孔，所有的椎孔相连就构成了椎管，用于容纳脊髓。颈椎独有的特点还有横突上的横突孔，所有的横突孔连起来，形成的就是椎动脉和椎静脉通向脑部的一个骨性管道，可以保护其中的血管不轻易受到损伤。除第一颈椎和第二颈椎外，其他颈椎之间都夹有一个椎间盘，加上第七颈椎和第一胸椎之间的椎间盘，颈椎共有 6 个椎间盘。

第一颈椎又名寰椎（图 2），由前后弓和侧块组成，与其他颈椎一样，它也具有横突及横突孔，各有两个上、下关节突以及一个较大的椎孔，但它没有椎体和棘突。前弓较短，其后内面中部的关节面与第二颈椎的齿状突构成寰齿关节，侧块下方的关节面与第二颈椎的上关节面构成寰枢关节。侧块的外方有横突，比其他颈椎的横突既长且大，能作为寰椎旋转运动的支点；第二颈椎又名枢椎（图2），其椎体向上伸出一个齿突，和寰椎前弓形成了一个与众不同的寰齿关节，保证了人体的颈部具有较大的旋转能力；第七颈椎由于棘突很长，末端不分叉而呈结节状，隆突于皮下，而被称为隆椎，它随着颈部的转动而转动，是临床上辨认椎骨序数的标志。

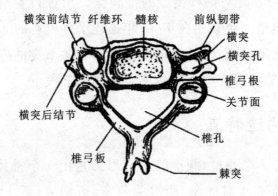

图 1　颈椎（上面观）

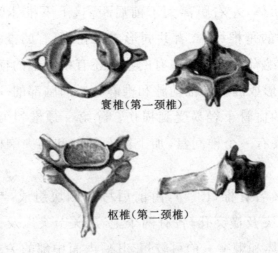

图 2　寰椎和枢椎

颈椎周围的软组织主要有哪些

　　颈椎周围的软组织是指除颈椎骨骼及椎间盘之外所有的软性组织，包括肌肉、韧带、血管、淋巴结、神经等。颈部由浅入深（由前向后）层次结构十分明确，分别为皮肤、浅筋膜、深筋膜、肌肉。深筋膜又分为浅、中、深三层，在浅、中层与深层间形成的鞘内，容纳通过颈部的气管、食管及血管。各层间有疏松结缔组织并形成颈部间隙。颈部浅层为皮肤、颈阔肌、颈筋膜浅层、颈外静脉、颈前静脉等。在胸锁乳突肌后缘中点有枕小神经、耳大神经、颈横神经、锁骨上神经，依次由深筋膜伸出，向肌的前上或前下行，分布于相应的浅层结构。深层有颈动脉鞘、膈神经、颈袢、颈丛及交感神经。颈动脉鞘内有颈总动脉，颈内、外动脉，颈内静脉及迷走神经。在鞘的下段颈总动脉位于后内侧，颈内静脉位于前外侧，迷走神经位于两者之间的后方；鞘的上段颈内动脉位于前内，颈内静脉位于后外，迷走神经位于两者之间的后内方。膈神经由第三至第五颈神经前支组成，为椎前筋膜所覆盖，向下内行，经锁骨下动、静脉之间入纵隔。颈部淋巴结数量较多，由淋巴管连成网链。一般分浅及深淋巴结，浅结沿浅静脉排列，深结沿深血管及神经排列。颈椎周围的软组织，如附着在椎体及颅骨下部的肌肉、韧带的炎症肿胀、颈部淋巴结的肿大、颈部血管和神经的炎症刺激等，这些疾病均可以引起头痛、头晕、失眠等症状。

正常颈椎的活动范围是多大

　　正常人脊柱有一定的活动度，但各部位的活动范围明显不同。其特点为：颈椎段与腰椎段的活动范围最大；胸椎段活动范围较小；骶椎各节已融合成骨块状，几乎无活动性；尾椎各节融合固定，无活动性。

平时生活中我们稍加观察就会发现：颈椎的活动范围要比胸椎和腰椎大得多。那么正常人的颈椎活动范围到底有多大呢？

在医学上，关节活动范围称为关节活动度，一般用量角器进行测定。测量时颈部自然伸直，下颌内收。一般而言，颈椎的前屈、后伸（俗称低头、仰头）分别为45°。实际上，前屈、后伸运动是上一椎体向内下的下关节面与下一椎体向后上的上关节面间前后滑动的结果。过度前屈受后纵韧带、黄韧带、项韧带和颈后肌群限制，过度后伸则受前纵韧带和颈前肌群的约束。颈椎的屈伸活动主要由第二至第七颈椎完成。左、右侧屈各为45°，主要依靠对侧的关节囊及韧带限制过度侧屈。侧屈主要由中段颈椎完成。左、右旋转各为45°，主要由颈椎第一和第二关节（即寰、枢椎）来完成。而环转运动则是前屈后伸、左右侧屈、左右旋转连贯完成的结果。点头动作发生在寰-枕关节。摇头动作发生在寰-枢关节。颈椎的活动度个体差异较大，与年龄、职业、体型和锻炼情况有一定关系。一般年龄增长，颈部活动逐渐受限。一般情况下先是后伸运动受限，前屈运动最后受累。颈椎病可导致颈椎各方向的活动范围缩小。

颈椎的生理功能

我们已经对颈椎的结构（图3）有了一定的了解，那么这些结构究竟具有什么生理功能呢？或者说颈椎对我们人体有什么重要作用呢？从现代研究来看，颈椎具有负重、减震、保护及运动等四大生理功能。

颈椎的棘突、横突为颈部肌肉的附着部，具有支持作用的韧带也附着在这些骨性突起上。负重：这些附着的肌肉、韧带及颈椎一同负责头颈部运动并支持头颅重量。减震、保护：颈段脊柱有一向前的凸起弯曲，像弹簧一样，增加了缓冲振荡的能力，加强各种姿势的稳定性，椎间盘也可吸收振荡,在跳跃或激烈运动时可防止颅骨和头脑的损伤。运动:颈椎的运动功能不仅适应其支持头颅的功能,还利于头部感觉器官发挥作用。颈椎的活动范围很大,如头前屈后伸(仰)、左右侧屈、左右旋转及上述运动综合形成的环转运动。

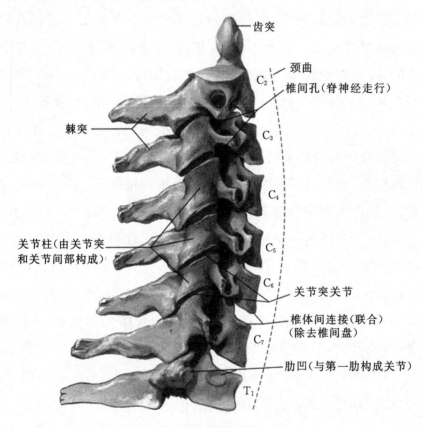

图3　第二颈椎至第二胸椎:右外侧面观

❀ 什么是颈椎病及其分型

当今社会"颈椎病"可以算是一个热门词汇了,人们对它既熟悉又陌生,说熟悉是因患颈椎病的人越来越多,很多人都对该病有一定的了解。说陌生是因为大家虽然都用"颈椎病"这个词,但真正能确切知道什么是颈椎病的患者却少之又少。在门诊经常会碰到患者一边活动颈椎一边说其颈椎病有多严重,但当问他"你颈椎病确诊的依据是什么及具体是何种类型的颈椎病"时,他就会吃惊地看着你,然后告诉你他只是颈部不舒服一段时间了,自己觉得是颈椎病。那么是不是所有的颈部不适都是颈椎病呢? 其实不然,颈椎病,又称颈椎综合征,它是由于颈椎椎间盘、颈椎骨关节及其相关的肌肉、韧带、筋膜等所发生的退行性改变及其继发改变,刺激或压迫了周围的脊髓、神经、血管等组织,由此产生的颈、肩、上肢一系列临床症状和体征的结合症候群。按照目前临床上比较流行的分类方法一般可将颈椎病分为七型,他们分别是:椎动脉型颈椎病、神经根型颈椎病、交感神经型颈椎病、颈型颈椎病、脊髓型颈椎病、混合型颈椎病和其他型。颈部不适只是颈椎病常见的临床症状之一,它与颈椎病之间并不能画上等号,仅仅由于颈部不适就推断自己患有颈椎病是不科学的。

中医认为,颈椎病属于"痹证"、"颈强"、"眩晕"等范畴,属本虚标实之证。本病多属肝肾不足、肾精及气血亏虚,骨体失养为本;以风寒湿邪侵袭,痹阻经络,气血瘀滞为标。《素问·骨空论》谓曰:"风者,百病之时也",风为阳邪,易袭阴位,常兼挟寒邪侵袭人体,留阻于颈项经络,颈部气血瘀滞,筋骨失养而致诸症。

❀ 什么是椎动脉型颈椎病

椎动脉型颈椎病在临床上是比较常见的。所谓椎动脉型颈椎病,从字面意思上对大家来说也很好理解。也就是说患者颈椎的病变部位影响到了椎动脉,造成脑供血不足从而引起跟颈椎有关的一系列不适症状,这种类型的颈椎病就叫椎动脉型颈椎病。由于其发病原理往往是颈椎椎体出现骨质增生或者是颈椎退行性变之后出现椎动脉的迂曲进而引起椎动脉内血流量的改变或椎动脉本身受刺激最终引起一系列相关症状,因此,该型颈椎病在老年人中发病率较高。大家可以自查一下,如果出现眩晕、手足麻木、视物模糊、眼前一过性发黑等症状,平时颈部又有其他不适症状,就可以考虑是否得了椎动脉型颈椎病。由于该类型颈椎病会直接影响脑部的供血,因而此型颈椎病严重者还会出现猝倒或中风等危险症状,需要引起大家的注意。如果已经患有该类型颈椎病,一方面应当积极治疗,另一方面还要注意自己在什么动作和体位时症状最严重,从而尽量避免使用该动作或体位。

什么是神经根型颈椎病

　　神经根型颈椎病也是临床较为常见的颈椎病之一,大部分颈椎病患者属于此型颈椎病,约占到所有颈椎病患者的60%。该型颈椎病是由于患者颈椎的病变部位压迫或刺激了颈神经根而引起的。如果颈椎病患者出现了头、颈、肩、前臂、手指等部位疼痛麻木以及颈部僵硬等症状,这就是典型的神经根型颈椎病。由于该病大多数是颈椎间盘突出或颈椎骨质增生机械性刺激颈神经根造成,因此,有些急性发作的患者症状非常严重。比如颈椎间盘突出压迫神经造成严重的上肢疼痛,短时间保守治疗不能缓解的话,往往需要手术治疗。这种情况在中青年患者中较为常见。而老年患者由于颈椎间盘多已萎缩,因此出现该症时多为颈椎骨质增生对颈神经根压迫造成,症状多以上肢或手指的麻木胀痛为主,往往疼痛感并不十分剧烈,但症状时轻时重且常年不愈。

什么是交感神经型颈椎病

　　交感神经型颈椎病对大家来说也不难理解。本病是由于患者颈椎

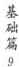

的病变部位压迫到了交感神经而引起的。颈部的交感神经关节发出的节后纤维随颈部神经及血管分布,其分布范围可至头颈、咽部、心脏、瞳孔开大肌、上睑平滑肌及内耳等处。颈部神经根、后纵韧带、小关节和椎动脉、硬膜等组织病变可反射性地刺激交感神经而出现一系列临床征象。交感神经是支配人体内脏、腺体和血管功能的主要神经,故有人得了此型颈椎病就很可能会出现头枕部疼痛、头晕、心慌、胸闷、手足发热和四肢酸痛等症状,个别患者还会出现听觉、视觉异常。

✿ 什么是颈型颈椎病

颈型颈椎病是由于患者的头颈部长时间处于单一的姿势,造成颈部肌肉、韧带和关节劳损而引起的。此型颈椎病在临床上极为常见,是最早期的颈椎病,也是其他各型颈椎病共同的早期表现。所以临床上,大多数患者所说的颈椎病,主要是颈型颈椎病。此型的主要症状是以头、颈、肩、臂等部位有疼痛感,颈部易疲劳(不能长时间的低头工作)为主,故又称局部型颈椎病。由于症状较轻,往往得不到大家重视,以至于反复发作而使病情加重,不少反复落枕的患者多属此型。

颈型颈椎病急性发作时常被大家称为"落枕"。该型颈椎病大多因睡眠时枕头高度不合适或睡姿不当,导致颈椎转动超过自身的可动限度,或由于颈椎较长时间弯曲,一部分椎间盘组织逐渐移向伸侧,刺激神经根,引起疼痛。但"落枕"也可能是由非颈椎因素引起,如颈部肌肉受寒出现风湿性肌炎、项背肌劳损或颈部突然扭转等,亦可导致"落枕"样症状,所以得了落枕大家也不要简单地认为自己得了颈椎病。

✿ 什么是脊髓型颈椎病

脊髓型颈椎病是由于颈椎椎体退化及相邻软组织(如椎间盘突出、

椎体后缘骨刺、后纵韧带骨化、黄韧带肥厚或钙化、椎管狭窄等)的退变对脊髓的直接压迫,加上剧烈的运动或长期的不良姿势等动态因素的影响,导致脊髓受压或脊髓缺血,继而出现脊髓的功能障碍,临床表现如四肢麻木无力、活动不灵、走路有踩棉花的感觉等。本型颈椎病虽较为少见,但症状严重,且多以隐性侵袭的形式发展,易误诊为其他疾患而延误治疗时机,因此其在诸型颈椎病中处于重要地位。

颈椎骨质增生与颈椎病有什么关系

颈椎骨质增生(图 4)即俗称为骨刺,又称骨赘。它是指骨关节边缘上由于长期慢性损伤引起瘢痕组织增生,天长日久产生钙质沉着变成骨质而形成的。它是颈椎出现退行性变,椎间盘变薄,椎体间隙变窄,韧带松弛,曲度改变,椎体间活动度增大,在椎体边缘出现微小的、反复的、积累性损伤,导致微小的局部出血及渗出,出血及渗出逐步钙化,从而在局部,也就是椎体上下缘出现骨的增生性反应。颈椎骨质增生主要与年龄、劳损、外伤、姿势不正确等有直接的关系。颈椎骨质增生多发生在第四至第六节,以第五节的发病率最高,达 83%。各部位增生率以钩突、椎体上下缘和关节突为最多。患者常常感到颈椎局部疼痛,脖子僵硬,活动受限及上肢沉重、无力、手指麻木及头晕恶心、视物模糊、失眠健忘、胸闷、精神烦躁等症状。病变颈椎骨质增生是中老年时期骨关节的生理性退行性变化,是人体衰老的必然结果。它的形成与不同年龄、职业的人的骨关节及椎体承受的压力和解剖生理特点有着密切的关系。颈椎骨质增生症,轻则可见颈项不适,酸楚疼痛;重则可合并脊髓、椎动脉、神经根等受累而成为各种类型的颈椎病,出现相应的临床表现。

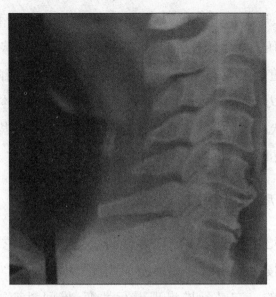

图 4　颈椎骨质增生

颈椎间盘突出是怎么回事

人类的颈椎过伸性损伤可引起近侧椎体向后移位,屈曲性损伤可使双侧小关节脱位或半脱位,使椎间盘后方张力增加,引起纤维环破裂、髓核突出。据有关报道,颈椎过伸性损伤后,有 60% 的病例存在椎间盘突出(图 5);颈椎屈曲性损伤后,有 35%～40% 可发生椎间盘突出。颈椎屈曲性损伤后,椎间盘突出的发生率随小关节的关节囊破裂程度增大而增加,在伴有双侧小关节脱位的病例中,80% 存在椎间盘突出。此外,有人认为,椎间盘是人体各组织中最早、最易随年龄而发生退行性改变的。随着年龄的增长,髓核失去一部分水分及其原有的弹性,致使椎间盘发生退变。颈椎间盘变性和破裂与颈椎伸屈活动频繁引起的局部劳损和全身代谢、分泌紊乱有关。由于齿状韧带的作用,颈髓较固定,当外力致椎间盘纤维环和后纵韧带破裂时,髓核突出,引起颈髓受压。颈椎后外侧的纤维环和后纵韧带较薄弱,颈部神经根在椎间盘水平呈横向走行进入椎间孔,即使突出的椎间盘很少,也可引起神经根受压。一般认为,本病的发生机制是在椎间盘尚无明显退行性改变的基础上突然发生的,是因受到一定的外力作用而使纤维环破裂,引起髓核后突,突出的髓核直接引起颈髓或神经根受压。当然,在椎节已有退变的情况下,本病更易发生。本病多伴有颈椎不稳等现象,在判定病情及诊治上应加以考虑。

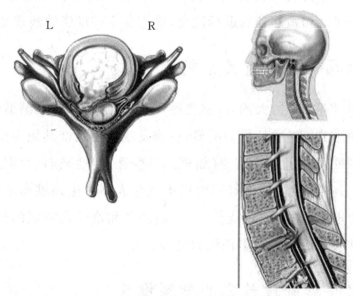

图 5　椎间盘突出

🌿 为什么近些年颈椎病患者会明显增多

颈椎病也是一种常见的职业病,比如电脑工作者、银行职员、司机以及长期做办公室的工作人员等都是颈椎病发病的高危人群,因为这些职业会经常保持一个动作,平常不注意,直到发病才意识到是颈椎病。

(1)经常低头或仰头工作和有低头生活习惯者,颈部经常处于屈曲位或伸展位,颈部肌肉过度疲劳,因此容易患颈椎病。例如,伏案工作者(秘书、财会人员等),低头工作的化验员、编织工,仰头工作的油漆工、汽车修理工,高枕睡眠者,低头玩麻将牌者,仰头看电视者,等等。

(2)颈部受凉,反复落枕,使颈部肌肉发生痉挛,也是发病的重要因素。

(3)颈部外伤或头面枕部外伤,可以损伤颈部的椎间盘、肌肉和韧带,加速椎间盘和颈椎骨的退行性变,成为发生颈椎病的病理基础。

颈椎病与年龄有关系吗

从年龄角度来看,大约30岁之后,颈椎间盘就开始逐渐退化,含水量减少,并伴随年龄增长更为明显,且诱发或促使颈椎其他部位组织退变,以致颈椎发生退行性改变(如椎间盘变性、弹性减弱、骨刺形成、小关节紊乱、韧带增厚、钙化等),所以中老年人群中患颈椎病的较多;同时,伴随着电脑、空调的广泛使用,人们屈颈和遭受风寒湿的机会不断增加,颈椎病发病年龄有年轻化的趋势。

什么年龄阶段最容易患颈椎病

流行病学统计表明:成年人颈椎病的发病率占10%左右;35～60岁年龄段发病率开始逐渐增加,41～50岁发病者最多,51～60岁者次之。60岁以上颈椎病患者约占45%左右,60岁后颈椎病的患者人数有所下降,至70岁后下降到5.68%,提示颈椎病有自动缓解趋势。

从以上数据可以看出,颈椎病发病主要集中在41～50岁这个年龄阶段,我们都知道,我们人体的椎间盘组织从20～30岁以后就逐渐出现退行性改变,椎间盘组织脱水、纤维环变形、髓核脱出、关节骨质增生、椎体变形等退行性改变相继出现,这些骨骼与椎间盘的退变影响到周围肌肉、韧带、血管、神经等组织时,就会出现相应的临床症状。

近年来颈椎病的发生已明显年轻化,临床中 20 余岁中重度颈椎病患者已不少见,有粗略统计表明:年轻患者正以每年约 10% 的比例迅速攀升。这种现象的出现,很大程度上与我们的生活方式有关,一方面是缺乏劳动或锻炼,另一方面与低头有关,如长久低头看书学习、看电视、看手机、看电脑、玩游戏等;而颈椎病的发生主要与颈部慢性劳损有关,由于颈椎解剖位置的原因,其活动度较大,又须支持头部保持平衡,故颈椎容易发生劳损,在头颈处于直立位时,头的重量自上而下,由于有颈椎以及椎间盘的支撑,颈部肌群以及韧带处于最放松状态,若处于低头姿势时,颈椎以及椎间盘依次向前滑出以维持头颈部相对稳定姿势,颈部周围肌群、韧带等处于牵拉紧张状态,久而久之,造成颈后部肌肉、韧带组织的劳损,其椎间盘组织以及骨与关节逐渐发生退行性病变,影响附近的神经、血管从而出现各种颈部酸痛、僵硬、颈臂麻木、疼痛、头晕、头痛、心悸等临床症状。

有研究发现,不同年龄阶段颈椎病有不同的成因,儿童颈椎病(0～15岁)中儿童不良的生活学习习惯、咽喉部的慢性炎症等是导致儿童颈椎小关节紊乱特别是寰枢关节紊乱的主要因素;青年颈椎病(16～35岁)主要是由颈椎急性损伤、慢性劳损以及不良生活、工作姿势、睡眠姿势等造成,可通过针灸、按摩以及经常参加体育锻炼来预防;中老年人颈椎病(35岁以上)的产生是由颈椎退行性改变及颈部急慢性损伤导致的。

但是从另一方面来说,虽然颈椎病的发生与年龄阶段有关,但并非是绝对的。因为颈椎病的发生在很大程度上与我们的生活方式息息相关,如果生活方式不健康,颈椎病照样会提前找上门。因此,若想远离颈椎病,需提倡健康的生活方式。

少年儿童会不会得颈椎病

不论是老年、青年工作者,还是少年学生,都有可能得颈椎病。少年儿童经常长时间的低头学习,颈椎长期处于屈曲位,颈部肌肉过度疲劳,很有可能患上颈椎病。人的脊椎就像支撑宫殿的柱子一样,支撑着整个身体,而颈椎和腰椎正是这根"柱子"上的两个关键部位,脊柱健康与否关系到人一生的生活质量,想要脊柱健康,就得从少年儿童开始,防患于未然。低龄的颈椎病患者多是被家长强迫长时间从事同一种姿势的活动所致。例如,有的家长要求孩子练习书法长达两三个小时,再加上有些孩子写字时头低得过低,长时间下来,就会造成颈部肌肉劳损;有的家长让孩子背着手风琴一练就是一两个小时,十几斤重的手风琴压在孩子肩、颈部,时间久了也会造成肌肉劳损。

一般来说,学龄前儿童因骨骼还没发育完全,过度劳累后出现的症状多是颈部肌肉劳损。但如果没能及时进行调理与治疗,到十几岁时,就会发生骨质病变,成为真正的颈椎病。如果孩子经常说脖子痛、头痛、头晕,或出现颈部活动不灵活时,就有可能是颈椎病的前兆。

为什么长期伏案工作容易诱发颈椎病

当今社会,随着人们工作方式和生活习惯的变化,颈椎病的发病率在逐年上升,其中长期伏案工作者在颈椎病患者中占有相当大的比例。那么为什么长期伏案工作容易诱发颈椎病呢?

对于伏案工作者,一天大部分时间都是在办公桌前度过的,在伏案工作过程中时常为完成规定的学习或工作任务连休息活动的时间都没有。而长时间低头伏案工作,往往引起颈部不适,有的还会伴有肩背部及双臂、双手麻木等症状,这些都是颈椎病的常见症状。究其原因主要是因为头颈部常固定在前屈位,致使颈前屈肌持续收缩而后伸肌长时间被动拉伸,得不到适时调整,日积月累,颈部肌肉的收缩功能逐渐丧失,导致肌力的减弱。同样,韧带也因缺少规律的紧张和舒松而出现松弛及退化。此外,颈部长期固定在前屈位不动,还会影响椎间盘纤维环的营养获得,从而加速椎间盘的退变。肌力减弱,韧带松弛,椎间盘厚度变小,必然会导致颈椎节段不稳和生理弯曲改变。为了维持稳定,椎体及椎间小关节开始产生代偿性骨质增生。纤维环由于缺少营养而发生裂断,并向四周膨出,使附于椎体缘的骨膜及韧带组织掀起、出血,逐渐形成椎体缘骨质增生。颈部慢性劳损,使关节囊、椎间韧带松弛及肌肉张力降低,功能失调,削弱了对颈椎的支撑和保护作用,随之颈椎生理弯曲也发生变化,最终导致颈椎病。而伏案工作者往往是中青年,身体素质正处于一生中的最佳时期。这个年龄段的患者往往对上述症状不够重视,随意买些止痛药了事,时间久了颈椎病就会进一步恶化,如骨质增生,韧带钙化,曲度变直,椎间隙变窄,椎间盘突出等。这些解剖的改变就可能压迫神经、血管、骨髓等,从而导致脑供血不足、头晕恶心、上肢麻木、双足踩棉花等一系列严重症状,甚至于后期发展到瘫痪在床的程度。

颈椎病与性别有关系吗

颈椎病与性别究竟有无关系,目前学术界在看法上仍有分歧。有人曾对 581 例颈椎病患者进行调查,发现男性的总患病人数 253 例,占 43.55%;女性为 328 例,占 56.45%,两者的构成比差异无显著性。因此认为,颈椎病的患病率与年龄、职业均密切相关,但是与性别无关。但是也有人对 1000 例颈椎病患者进行类似调查发现,男性的总患病率为 43.56%,女性为 22.58%,男女之比为 1.93∶1,具有非常显著的统计学差异。此外,2011 年第二届全国颈椎病专题座谈会中关于《颈椎病诊治与康复指南》中也指出,颈椎病的患病率为 3.8％～17.6％,男女之比约为 6：1。因此说,在颈椎病与性别究竟有无关系这个问题上,目前学术界还没有达成共识。就我们临床观察所见,似乎男性颈椎病患者要比女性患者多一些,尤其是长期久坐办公室伏案办公或看电脑,并且喜欢抽烟、喝酒的男性患者较多,这可能与其生活、工作方式有关。

颈椎病与职业有关系吗

"颈椎病与职业有关系吗？是不是工作累的呀？"这样的问题经常被患者问及。应该说颈椎病与职业有密切的关系,尤其是在当今社会,分工越来越细,很多人上班就是一个姿势或者一个动作,一干就是一天。这对身体的健康十分不利,比较常见的影响就是很容易出现相关部位的肌肉劳损及关节损伤。有一些还会引起内脏功能的异常,或间接引起各种内科疾病。根据目前流行病学研究显示,有些职业如教师、会计、办公室职员、电脑工作人员、缝纫工、仪表装配人员等患颈椎病的几率明显高于一般人群;长期低头伏案工作的人员颈椎病一般高发;重体力劳动者较非重体力劳动者患病率高。近些年从我们门诊上看,学生颈部不适的情况有所增加,但还没有见到较为权威的统计研究结果。有人曾做过相关调查发现,大学生中颈椎寰枢关节紊乱者所占比例高达 90％以上。因此通过以上流行病学调查显示的结果判断,颈椎病与从事职业应当有一定关系。分析原因主要是受工作中的姿势习惯和劳动强度的影响,以长期保持固定的低头姿势的工作最易诱发颈椎病。当然还跟工作环境有关,如伏案工作再加上环境阴冷潮湿,或后上方正好就是电扇或空调长期吹着,那么颈椎病很快就会找上门来。因此,如果大家是从事这种类型的工作的人,最起码要注意两点,首先要把工作环境调整好,要温暖舒适,避免受风、受凉。其次是要注意调节自己的工作姿势,工作一会就要稍微活动一下或变动一下工作姿势。这样就可以起到一定的预防作用。当然平时的保养和锻炼也是必不可少的。

长期开车容易引起颈椎不适

在日常的生活和工作中,如果腿累了、胳膊累了,可以适当地活动放松一下处于紧张状态的关节和肌肉,这样疲劳感就可以得到一定的缓解,只有颈部的关节和肌肉,无论我们处于哪种情况如开车、开会还是安静思考,颈部肌肉都需要全力做功,使颈部处于一个适当的位置。由于这样的长时间工作,我们的颈部就更加容易感到不适。尤其是长时间处于一个姿势的工作者,出现颈部不适的机会则更大。现今,伴随着城市经济的高速发展,越来越多的人成为"有车一族"。人们开车的时间越来越多,于是随着人们在车内的久坐,因长期开车引起的颈部不适也紧随着出现。开车时人们长时间地处于一个局限的空间中保持单一的驾车姿势,需要长期将注意力集中在前方,并同时保持上半身长久的直立,使颈椎长时间处于一个特定体位。这样的状态不仅使开车人的颈部肌肉长期紧张痉挛,同时也会使颈椎间盘内的压力增高。而颈部肌肉痉挛和椎间盘内压力的增高又可以导致颈椎间关节处于一个非协调受力状态,发生颈椎微错位从而压迫、刺激神经。颈后部肌肉和韧带受牵拉劳损,椎体前缘相互磨损、增生,再加上扭转、侧屈过度,更进一步导致损伤加重。时间久了,头部、肩部、上肢等便会出现疼痛、发胀等不适,导致颈椎病的发生。同时,驾车中的颈椎病并不是单指长时间开车,还包括高速行车中的突然刹车,这种情况下很容易造成"颈椎挥鞭样损伤"(指的是开车人在刹车瞬间发生的屈曲性颈部的损伤,后果往往造成椎体后的软组织断裂或者颈椎脱位),在驾车过程中,这样的颈部损伤相对比较严重。因此,需要长期开车的先生和女士一定要做好相关的防范工作,谨防颈椎损伤带来的严重后果,积极地预防颈椎病

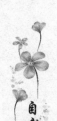

的发生。

劳累会引发颈椎病吗

很多人奇怪为什么经过一段高强度的工作,特别是低头伏案工作后颈部会出现明显不适,甚至还会伴有手麻、头痛、头晕等颈椎病的症状,担心劳累过度会诱发颈椎病。的确,过度劳累确实是诱发颈椎病的重要原因之一。人类脊柱中,颈椎体积最小,强度最差,却是活动频率最高、活动度最大的部分,若长期受累,比如人们长期的低头或前倾工作,颈椎很容易产生磨损,而且长期劳动常使颈部处于强制性屈曲体位,使颈肩背部软组织不断受到累积性的挤压刺激性损伤,以致颈肩背软组织明显增厚突起,其病理变化主要是一种无菌性炎症而致使软组织的增生。颈椎主要是依靠周围附着的肌肉及韧带来保持关节和椎体的稳定,达到头颅颈部力矩的平衡,而这种累积性的劳损,使颈伸侧关节囊韧带松弛,肌肉张力减弱,致颈部受到不平衡力的牵位,降低了对颈椎的支撑和保护作用,所以这种不平衡力的牵拉必然引起反射性肌痉挛,加重软组织的损伤及椎体的不稳定性。而颈椎周围关节韧带的松弛、软组织的损伤及椎体的不稳定性变差这些病理变化,均会导致颈椎病的发生。

因而在工作的同时,一定要注意颈部的休息,注意劳逸结合,防止颈椎病的侵害。

颈部疼痛一定是得了颈椎病吗

疼痛和僵硬不适是颈椎病的主要表现,那么是不是只要有颈部的疼痛就一定是得了颈椎病了呢?事实并不是这样的。颈椎的疼痛并不可以作为确诊颈椎病的依据。从目前的大多数的研究中可以看出,颈椎部位的疼痛多与颈部损伤和不合理的姿势有关。颈椎的急性损伤大部分是由于交通事故、运动损伤及职业环境所致。然而长期不良的姿势(例如头部过度向前,睡眠时头颈部的不良姿势及长期伏案工作等)使颈椎韧带长期被过度拉伸、肌肉疲劳,颈椎或关节处于高压力状态而导致颈部疼痛僵硬。久而久之会引起颈椎慢性损伤及退行性病变,从而导致真正颈椎病的发生。由此可知,颈部的急慢性软组织损伤及颈椎的韧带、肌肉的过度紧张均可引起颈椎的疼痛但并不是真正的颈椎病。而真正的颈椎病多以颈椎部位的慢性退行性病变为基础,表现为颈椎间盘退变本身及其继发性的一系列病理改变,如椎节失稳、松动、髓核突出或脱出、骨刺形成、韧带肥厚和椎管狭窄等刺激或压迫了邻近的神经根、脊髓、椎动脉及颈部交感神经等组织,从而引起颈背疼痛、上肢无力、手指发麻、下肢乏力、行走困难、头晕、恶心、呕吐,甚至视物模糊、心动过速及吞咽困难等一系列症状和体征。若是单纯的颈椎疼痛不可以确诊为颈椎病,要明确诊断颈椎病还需配合一些神经系统的检查以及影像学的检查才能确诊。

❀ 手臂麻木一定是患了颈椎病吗

手臂麻木一般是由于上肢神经和血液循环系统发生某些障碍造成的,也有可能是中枢系统疾患直接造成的。偶尔因为长时间压痛导致的手指麻木疼痛无须担心,但如果经常出现手麻的现象就要引起重视。引起手麻的原因有很多,比如腕管综合征引起的手麻以拇、食、中指的麻木疼痛为主,常有夜间麻醒史,是正中神经在腕部受到压迫引起的,醒后活动可好转;中风可有手麻的症状,需警惕脑血管疾病;更年期综合征的手麻现象并不明显,随着更年期的结束而结束;颈椎病引起手麻现象较常见,除了有手指麻木、感觉异常外,经常手麻还会伴随颈肩部肌肉酸痛、上肢有放射痛或活动障碍等症状。因此,长时间的手臂麻木首先要去医院做正规检查找准病因，针对根本病因进行诊治，才可以得到较好的疗效。

🍀 哪些人群容易得颈椎病

前面我们已经提到了，颈椎病又称为颈椎骨关节病、颈椎综合征等。其发病机制是由于颈椎间盘变性突出、骨关节炎与其邻近软组织病变波及周围神经根、脊髓、椎动脉、交感神经等引起的相应临床表现。曾有报道称颈椎病的患病率在某些职业中可高达 90％以上。大量研究资料表明，颈椎病的发生与不良姿势、情绪紧张、潮湿、疲劳和外伤紧密相关。一般地说，颈椎病几乎可发生于所有人群，但中老年人发病率较高。因为在这个年龄段肌肉、韧带弹力减退，颈部也出现了软组织劳损与骨关节的骨质增生，使颈椎神经根及椎动脉、脊髓受到刺激及压迫，从而出现了颈部酸胀、僵硬、麻木、疼痛等症状。严重时可出现头部不能向某个方向侧转，有的则在颈部后仰时出现颈肩部麻木感并向手臂、手指放射，还有一部分患者会伴有头晕、头沉等症状，更有甚者可造成一时的视力模糊。长期低头伏案工作的办公室一族，尤其是会计、打字员、刺绣工人为该病的高发人群。国外有学者通过颈椎病流行病学调查发现司机患病率最高，并呈逐年增长趋势，患病个体累计低头工作时间与颈椎病患病概率间存在高度相关。还有一些工种如口腔医生、电工等工作时也长期保持一种固定姿势，他们都是颈椎病的易发人群。值得注意的是，近年来 20 岁左右的年轻患者有增多的趋势。这个年龄段都是中学生和大学生，这与他们在上课时长时间保持不正确的坐姿有关，加之越来越多电子数码产品的出现，以及青年人对网络的需求，导致现在青年人群中"低头族"频现，而这种不良的姿势会使肌肉的肌力减弱、韧带松弛、退化、椎间盘退变，最终引起颈椎病的发生。通过以上分析可以得出这样的结论，颈椎病的易患人群，往往与他们长期的特殊不良姿势有关,如果大家在工作中能够克服这种不良姿势并通过锻炼和其他方式对颈椎加以维护和保养,那么就可以达到预防颈椎病发生的目的。

🌸 为什么颈椎病患者会出现头晕

很多颈椎病患者经常感觉到头晕不适,尤其是在颈部长时间保持一种姿势如伏案工作、低头看书、写字或突然扭头、转头后就会诱发或者加重头晕的症状,当改变颈部姿势或头部转回到原先的位置时头晕症状就会减轻或消失。还有的患者会出现走路打晃、下肢无力、步态不稳,严重影响日常生活。这主要是因为颈椎在颈部姿势改变时,影响了椎-基底动脉的血流量,造成大脑短暂的供血障碍才产生头晕症状,这是椎动脉型颈椎病最常见的症状。那么哪些因素会造成椎-基底动脉系统供血不足而出现头晕呢?其常见因素如下。

(1)颈部肌肉痉挛:若平时生活起居不慎,引起颈背部感受风寒或颈椎长期劳损,极易引起颈部气血运行不畅,加之颈部体位改变时,造成颈部肌肉受到持久的牵拉而出现痉挛性收缩,导致肌肉的血流循环障碍出现椎动脉供血不足,引起头晕。

(2)椎动脉狭窄:先天或后天因素造成颈椎关节骨质增生、颈椎间盘突出以及钩椎关节退变等引起椎动脉受压、变形、狭窄引起大脑供血障碍而出现头晕。

(3)韧带钙化:颈项部肌肉韧带长时间受到牵拉刺激会出现纤维化、钙化等病变,这种病变会造成局部组织血液循环障碍引起椎动脉供血不足出现头晕。

(4)局部炎症反应:颈部软组织损伤会造成局部产生无菌性炎症因子刺激神经血管,使局部组织血管痉挛收缩,大脑供血不足引起头晕。

当然具体到某个患者的情况一般是比较复杂的,既有一种因素造

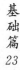

基础篇

23

成的眩晕,也有多种因素共同作用而产生症状的。此外还需要与其他能引起眩晕的疾病进行鉴别,如梅尼埃病是由于内耳出现前庭功能障碍出现头晕症状;眼科疾患如屈光不正、青光眼等亦常引起头晕;另外还有因动脉粥样硬化造成椎-基底动脉供血不足,高血压病、长期睡眠不足等多种疾病造成头晕,临证时应具体问题具体分析,以防误诊而耽误治疗。

为什么颈椎病患者会出现手臂麻木疼痛

很多颈椎病患者经常出现一侧或两侧手臂、手指发麻情况,有的是整个手臂麻木疼痛,有的是无名指、小指麻木憋胀,有的是拇指、无名指或拇指、无名指和中指三个手指麻木,甚至还有的患者会出现五个指头全都麻木憋胀及感觉迟钝等表现,有的患者麻、胀、痛甚至累及到前臂、上臂直接导致一侧上肢无力及活动受限制。这些症状如果仅仅偶然出现并且很快自行消失则并不严重。若时轻时重、反反复复地出现,就需要我们提高警惕了。那么,颈椎病是如何引起手臂麻木疼痛的呢?

手臂麻木疼痛主要见于神经根型颈椎病患者,这种症状的出现主要是因为平时颈部肌肉长时间劳损,躺着玩手机、电脑以及长期久坐不活动,尤其是使用电脑、手机时间过长,使颈部椎间盘发生退行性变,如韧带增厚、椎间盘突出或是关节突然发生增生或肥大而形成骨刺,如骨刺向侧方突出,一旦压迫邻近的颈神经根时就会出现颈肩背部、上臂或前臂部以及手指的麻木疼痛、无力等症状。由于这种手臂麻木的症状多见于神经根型颈椎病患者,因此颈椎不同节段的颈神经受压时,出现的症状也不相同。当突出物或增生的骨刺压迫颈4～5神经根节段时主要会出现上臂外侧麻木疼痛甚至无力的症状;当压迫颈5～6神经根节段时主要出现前臂外侧、拇指、食指以及中指部分感觉麻木无力等;当压迫颈6～7神经根节段时主要出现中指感觉异常;当压迫颈7至胸1神经根节段时主要出现无名指、小指以及前臂内侧感觉麻木异常。当然这些症状可能单独出现，也可能同时出现或仅出现其中的某些症状，当我们遇到手臂或手指发麻时应考虑是否是颈椎病引起的，最好到医院就诊，医生会根据患者具体情况进行具体分析。

为什么颈椎病患者会出现恶心、呕吐

有些患者出现恶心、呕吐时，以为是胃肠道不适，到医院做胃镜检查、吃胃药治疗都不能缓解症状，甚至出现症状加重，胃痛、恶心、呕吐、不能进食、消瘦等情况。这时我们就需要考虑是不是颈椎出了问题，这在医学上叫"颈胃综合征"。为什么颈椎病还能引起恶心、呕吐等消化系统疾病呢？

这与颈部的神经分布有很大关系，颈椎以及椎动脉周围附有大量交感神经，这些交感神经支配着我们人体的胃肠道、心血管以及呼吸等，负责内脏组织的营养调节、腺体分泌和平滑肌的舒张、收缩功能，对这些内脏的调节起到非常重要的作用。当颈部急、慢性损伤或颈椎退行性改变如颈椎间盘突出、骨质增生，增生的骨刺、退化的椎间盘等造成颈部肌肉血管受压、痉挛时，就会刺激到颈部交感神经纤维，引起自主神经系统平衡失调。这些都会对颈部神经血管起到不良的刺激作用。这些不良刺激信号传到大脑，大脑就会发出神经冲动传到内脏平滑肌、血管，出现口舌干燥、嗳气、恶心、呕吐、不思饮食、腹胀不适、食欲亢进、胃部灼热、反酸烧心等症状。因此，当出现反复发作恶心、呕吐，又用各种检查、治疗无效时，不妨考虑是否是颈椎病引起的而进行治疗。

为什么颈椎病患者会出现耳鸣

耳鸣是在没有外界声、电刺激条件下，人耳主观感受到的声音。耳鸣是听觉系统的一种错觉,是一种主观症状。有些人常常在安静状态下感到耳朵里有一些特殊的声音如嗡嗡、嘶嘶或尖锐的哨声等,但周围却找不到相应的声源,这种情况就是耳鸣。造成耳鸣的原因有很多,其中颈椎病引起的耳鸣容易被人们忽略,而延误治疗时机,这种颈椎病引起的耳鸣又称颈源性耳鸣,这种颈源性耳鸣又是怎样发生的呢?

由于颈椎的急、慢性损伤和退行性改变,导致颈椎解剖位置的改变,刺激或压迫颈神经丛或椎动脉,颈神经丛是由颈神经1~4前支组成,包括枕小神经、耳大神经、颈皮神经等,其中枕小神经、耳大神经分布到耳朵周围,支配耳部周围肌肉、韧带等软组织;当颈椎横突或关节突关节骨赘(骨质增生)刺激或压迫椎动脉造成椎-基底动脉供血不足或前庭系统缺血性功能紊乱以及迷路动脉血管反射性痉挛等使内耳动脉血液循环出现障碍,就会出现耳内"咝咝"、"吱吱"、"嗡嗡"、"蝉鸣"、"隆隆样"等耳鸣声,同时伴有眩晕等症状,若未及时治疗就会出现耳鸣加重、听力减退甚至耳聋。

此外,过度疲劳、睡眠不足、情绪过于紧张、暴怒、抑郁、头部外伤等也可诱发甚至导致耳鸣的发生。全身其他系统疾病如贫血、动脉硬化、高血压、糖尿病、甲状腺功能低下、高脂血症、血管痉挛性疾病等均可能伴随有耳鸣症状,临床除积极治疗原发病以外,还应注意饮食、劳倦、情志等因素的合理调节,避免诱发耳鸣。

❀ 为什么颈椎病患者会出现眼花

一般来说,眼花是中老年人才会出现的症状,而且眼花对于中老年人群来说是稀松平常的事情,戴上一副老花镜就解决问题了。但是对于现在的年轻人来说,如果常常出现眼花的症状,同时伴有头晕、颈肩部僵硬不适、颈部发沉等症状,那就需要重视了,这很可能与颈椎病有着密不可分的关系。

颈椎病除了可以引起眼花以外，还可能引起其他眼部症状，如出现不能睁眼、眼胀、眼沉、视物不清、视力减弱、怕光、流泪等，甚至在颈部过度活动时出现眼痛、眼肌痉挛、一过性失明、结膜充血等眼部症状，这些在医学上称为颈眼综合征。那么，颈椎病患者为什么会出现这些眼部症状呢？就目前来说颈椎病引起的视力障碍具体病理机制尚未完全清楚，多数研究认为与椎动脉型颈椎病关系比较密切。椎动脉型颈椎病患者中约有 40％会出现眼部症状，这是因为人体视觉中枢位于大脑后部枕叶，枕叶的血液供应来源于椎-基底动脉系统，椎-基底动脉发出大脑后动脉为大脑后部血液供应提供保障，其中包括大脑枕叶视觉中枢，因颈椎不稳、颈部肌肉痉挛、颈椎关节增生、颈椎骨赘（骨质增生）形成、韧带钙化、椎动脉狭窄、颈部外伤等各种原因导致椎-基底动脉供血不足或血液循环障碍而引起大脑枕叶视觉中枢缺血性病损的情况，都会出现眼花、视物模糊、眼闪光等眼部症状。尤其现代年轻人的不良坐姿、不健康的生活习惯、熬夜、上网玩游戏、玩电脑、手机以及缺乏运动锻炼、缺乏自我保健意识等造成颈椎较早出现退行性改变，而较早出现头晕、眼花、视物不清、颈部发沉以及颈肩背部酸胀疼痛等颈椎病症状。

为什么颈椎病患者会出现偏头痛

近年，随着颈椎病的发病率越来越高，颈性偏头痛的患者也越来越多。颈性偏头痛多为一侧发作性偏头痛，诱因多与看书、伏案工作过久、劳累、睡眠不足、精神情志等因素有关。发作时多为头部跳痛或灼痛，位置多在枕部或头部一侧，持续时间较短，多数伴有眩晕、耳鸣及后头部压痛等症状。颈性偏头痛的发病机制尚不十分清楚，一般认为与颈椎增生性病变如钩椎关节的骨刺（骨质增生）形成、压迫椎动脉周围交感神经丛导致椎-基底动脉痉挛、供血不足使侧支循环扩张和（或）因颈段神经根刺激症状而引起的一种血管性头痛，患者头痛时常伴有局部皮肤痛觉过敏以及头痛侧枕大神经压痛敏感。各种原因造成的椎动脉循环障碍、缺血痉挛等可能引起枕大神经缺血而诱发枕大神经痛。研究表明,血管造影可见到颈性偏头痛患者发作时椎-基底部动脉有痉挛现象出现,在临床上颈椎神经血管病变因素引起的颈性偏头痛患者并不少见,大家应该予以重视。

❋ 为什么颈椎病患者会出现吞咽困难

食管型颈椎病(图6),又叫做吞咽困难型颈椎病,这种类型的颈椎病一般很少单独发生,多合并其他类型颈椎病,多数患者出现吞咽困难时,首先考虑消化道疾病的可能,多于内科或耳鼻喉科就诊。经过各种检查、治疗后症状未见明显缓解时,就会束手无策,不知所措。很少有人把吞咽困难和颈椎病联系起来,其实不然,颈前部神经和血管丰富,结构复杂,颈部肌群共同运动协助吞咽、言语、呼吸等多种复杂生理功能的完成,颈椎周围有强健的肌肉韧带围绕以保持颈部稳定性,颈椎前方有前纵韧带,后方有后纵韧带,椎体间有黄韧带和棘间韧带以及周围肌肉组织等,将颈椎紧紧包绕,防止颈椎过度屈伸。而食管位于颈椎前方,当颈椎间盘变性引起前纵韧带钙化、骨化以及椎体前方骨赘形成压迫或刺激食管时,就可能会出现机械性梗阻或食管痉挛,从而造成吞咽困难。一般情况下,颈前部疏松结缔组织较多且食管弹性较大,当椎体前方骨赘(骨质增生)较小时,不会出现吞咽困难等临床症状,但在某些情况下如颈椎过度后伸等,则会引起该症状出现,但是当骨赘(骨质增生)过大且生长迅速时则出现吞咽困难的几率较大。如果临床症状时轻时重,则多与颈部姿势有关,同时还会伴有颈椎病其他症状,如颈部疼痛、活动不利、脊髓压迫症状、神经根受压等。所以,出现吞咽困难时,应该进行全面检查,检查颈椎是否有骨质增生出现,并进行正确治疗。

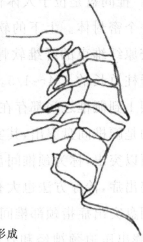

A.侧位 X 片显示椎节前方巨大骨赘形成

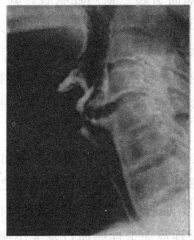
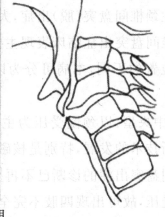

B.吞钡后侧位片显示食管通过受阻

图 6　食管压迫型颈椎病举例

颈椎病会导致颈椎间盘突出症吗

　　人体脊柱的结构非常复杂,成年人脊柱的椎骨共有 24 块。但是由于寰椎与枢椎之间,骶椎、尾椎之间不存在椎间盘,所以全身的椎间盘只有 23 个。椎间盘是位于人体脊柱两椎体之间,由软骨板、纤维环、髓核组成的一个密封体。上下的软骨板与纤维环一起将髓核密封起来。纤维环由胶原纤维束的纤维软骨构成,位于髓核的四周。椎间盘的总厚度为全脊柱总长的 1/4～1/5。腰部的椎间盘最厚,平均厚度约为 9毫米。从腰 1 到骶椎之间都存在有腰椎间盘。人们常说的椎间盘突出实际上指的是腰椎间盘突出,其实颈椎、胸椎之间均有椎间盘。颈椎间盘也同样可以突出,称为颈椎间盘突出,不过所引起症状和体征不同于腰椎间盘突出症,治疗方法也大有不同。

颈椎间盘突出症指颈部椎间盘因急性或反复轻微损伤使其纤维环破损、髓核膨出压迫颈神经和脊髓而引起一系列症状者。其中包括髓核的膨隆、突出及脱出,它们表示颈椎病的不同阶段。在临床上常可遇到突发性颈椎间盘突(脱)出症,大多数是以瘫痪为首发症状。

颈椎间盘突出症临床表现主要视受压迫的组织而定。根据影像学上突出位置的不同,本病可分为以下三种类型:中央型、侧方型及旁中央型。

(1)中央型:以颈髓受压为主要表现。以前认为此型突出较少见,随着诊断技术的发展,特别是核磁共振成像(MRI)技术问世之后,中央型颈椎间盘突出症的诊断已不再少见。该类型的颈椎间盘突出症因为是脊髓受压,故可出现四肢不完全性或完全性瘫痪以及大小便异常;与此同时,四肢腱反射呈现亢进。病理反射征可显示阳性,并可出现感觉减退或消失。

(2)侧方型:临床症状以颈神经的根性痛为主要表现,此型较多发。主要症状为颈痛、活动受限,犹如落枕,疼痛可放射至肩部或枕部;一侧上肢有疼痛和麻木感。在发作间歇期,患者可以毫无症状。查体时发现头颈部常处于僵直位,活动受限。下颈椎棘突及肩胛部可有压痛。如头向后并侧向患侧,在头顶加压即可引起颈肩部疼痛,并向手部放射。

（3）旁中央型：此类型的颈椎间盘突出症，除有侧方型症状和体征外，尚有不同程度单侧脊髓受压症状。常因发生剧烈的根性疼痛而掩盖了脊髓压迫症，从而造成误诊或漏诊。

什么叫颈椎退行性改变

上了年龄的人来骨科看病，经常会听到医生说这样的话"您这是退行性改变"，那么什么是退行性改变呢？人体进入成年以后，不仅发育逐渐停止，退行性改变也随之开始。这是一个缓慢的、进行性发展的过程。就颈椎而言，颈椎退行性变有着复杂的机制。年龄增大是一个主要原因。但是随着颈椎退行性变逐渐年轻化后发现，颈椎退行性变与人们生活、工作、环境等的改变息息相关。

颈椎退行性变是发生颈椎病的最主要原因。由于我们长期工作、生活姿势不当，颈椎长期承受超过颈椎负荷的压力，颈椎附着的肌肉、韧带、血管等劳损，颈椎退行性变就开始了。由于颈椎退行性变，颈椎局部产生血肿，长时间血肿得不到好转就会形成颈椎骨质增生；由于颈椎退行性变而颈椎间盘亦随之发生退变，颈椎间盘退变后椎间盘纤维环变脆，当颈椎发生外力刺激或损伤，纤维环破裂，椎间盘髓核溢出纤维环外，就是颈椎间盘突出。颈椎骨质增生和颈椎间盘突出压迫颈部神经、肌肉、韧带、血管以及脊髓而发生症状，这就形成了颈椎病。

颈椎退行性改变的具体表现是什么

前面我们已经知道了什么是退行性改变。颈椎退行性改变是颈椎病发病的主要原因，其中椎间盘的退变尤为重要，是颈椎结构退变的首发因素，并由此演变出一系列颈椎病的病理解剖及病理生理改变。这

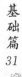

基础篇

31

些改变具体体现在以下几个方面。

（1）椎间盘变性：当椎间盘开始出现变性后，由于形态的改变而失去正常的功能，进而影响或破坏了颈椎运动节段生物力学平衡产生各相关结构的一系列变化。因此，颈椎间盘的退行性变为颈椎病发生与发展的主要因素。

（2）韧带-椎间盘间隙的出现与血肿形成：这一过程对颈椎病的发生与发病至关重要，也是其从颈椎间盘突出症进入到骨源性颈椎病的病理解剖学基础。事实上，在颈椎病的早期阶段，由于椎间盘的变性，不仅使失水与硬化的髓核逐渐向椎节的后方或前方位移，最后突向韧带下方，以致在使局部压力增高的同时引起韧带连同骨膜与椎体周边皮质骨间的分离，而且椎间盘变性的本身尚可造成椎体间关节的松动和异常活动，从而使韧带与骨膜的撕裂加剧以致加速了韧带-椎间盘间隙的形成。椎间隙后方韧带下分离后所形成的间隙，因常同时伴有局部微血管的撕裂与出血而形成韧带-椎间盘间隙血肿。

（3）椎体边缘骨刺形成：随着韧带下间隙的血肿形成，成纤维细胞即开始活跃，并逐渐长入血肿内，进而以肉芽组织取代血肿。随着血肿的机化、骨化和钙盐沉积，最后形成突向椎管或突向椎体前缘的骨赘。

（4）颈椎其他部位的退变：颈椎的退变并不局限于椎间盘以及相邻近的椎体边缘和钩椎关节，尚应包括：①小关节，多在椎间盘变性后造成椎体间关节失稳和异常活动后出现变性；②黄韧带，多在前两者退变基础上开始退变，其早期表现为韧带松弛，渐而增生、肥厚，并向椎管内突入，后期则可能出现钙化或骨化；③前纵韧带与后纵韧带，其退行性变主要表现为韧带本身的纤维增生与硬化，后期则形成钙化或骨化，并与病变椎节相一致。

（5）椎管矢状径及容积减小：由于前述之诸多原因，首先引起椎管内容积缩小，其中以髓核后突、后纵韧带及黄韧带内陷、钩椎关节和小关节松动及增生为主,这些后天继发性因素在引起椎管内容积缩小的同时,也使椎管矢状径减少,是构成脊髓及脊神经根受刺激或受压的直接原因之一。此时如再有其他局限性致病因素,例如髓核脱出、椎节的外伤性位移、骨刺形成及其他占位性因素,均可引起或加重神经受累症状。

颈椎退行性改变患者平时要多加注意,防止病变的进一步发展。

🌸 颈椎生理屈度消失或反弓有什么临床意义

在门诊经常会有患者拿着颈椎 X 光片的报告单来咨询:"报告上说我的颈椎生理屈度消失了,这是怎么回事呀? 不是病得很严重呀?"那什么是颈椎生理屈度消失或反弓呢? 正常情况下,人的颈椎是呈现一定的弧度的(图7),具体表现为向前凸起,但是由于一些不良外因的作用,很容易会导致颈椎生理曲度变直的现象(图8)。这些不良外因主要有急性颈部扭伤、不良生活习惯以及工作姿势、颈肩部肌纤维组织炎等。

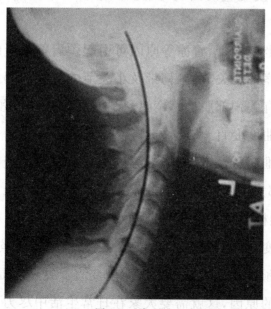

图 7　正常颈椎

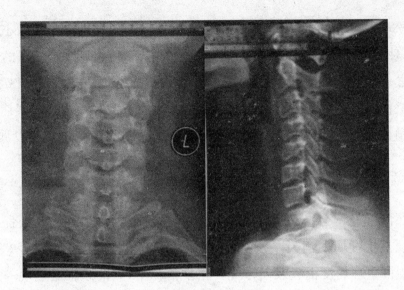

图 8　颈椎生理屈度变直

外伤可能会诱发此病，很多人是由于肌肉的疼痛、痉挛，牵拉到骨骼，致使颈椎曲度变直的出现，因此，大家在日常生活中就要注意避免外伤等因素。

由于长期坐姿不良、着凉等原因可引起颈肩部肌纤维组织炎，使肌肉由于疼痛而痉挛。关节囊、韧带及小关节的炎症引起的疼痛症状，也可反射性地使有关颈部肌肉痉挛，以保护受累关节，故颈部肌肉的痉挛可致颈椎生理曲度变直。

在根型颈椎病急性期，由于受累的小关节呈急性炎症，关节骨膜及关节囊肿胀，邻近的神经根受激惹，患者多有颈肩部肌紧张，活动明显受限，可引起颈椎生理曲度变直。

颈椎的病变，如颈椎的肿瘤、结核、化脓性感染等均可引起颈部疼痛、肌肉痉挛、颈椎活动受限及生理曲度变直。这些都是容易诱发颈椎生理曲度变直的原因，这就需要大家在日常生活中尽力去避免。

临床上治疗颈椎生理曲度变直的方法很多,例如微创疗法、颈椎牵引法、针灸按摩疗法、物理疗法等,具体方法会在后面章节详述。

✿ 颈肩综合征是颈椎病吗

很多患者颈肩部不适,到医院检查,结果被诊断为颈肩综合征。于是就认为自己得了颈椎病了。那么颈肩综合征和颈椎病到底是不是一回事呢?其实,两者症状虽然相似但却是两种不同的疾病。颈肩综合征指的是颈部、肩部,以至臂肘的肌筋并联发生酸软、痹痛、乏力感及功能障碍等临床表现的病症。临床主要表现为颈肩牵连性症状,有时波及颈后、上肢手指疼痛,最重时还同时发生视力模糊、偏头痛、吞噬不适等症状。常见的并发症还有冻结肩、肩关节周围炎、网球肘(肱骨下端外上髁炎)、腕管综合征、腕尺管综合征。颈肩综合征多于肩周炎基础上累及演化形成,好发于中老年人,以女性的发病率较高。而颈椎病则是颈椎骨关节炎、增生性颈椎炎、颈神经根综合征、颈椎间盘脱出症的总称,颈椎病与颈肩综合征的发生有一定的关系,但颈椎病以颈椎的退行性病变为基础,进而引起颈肩部的不适,而颈肩综合征并不是由退行性病变所引起,两种疾病虽然都能引起颈部、肩部及上肢疼痛的临床,但是两种疾病却有本质的区别。颈椎病的病因病机及症状更为复杂,其临床表现除疼痛、上肢麻木无力等症状外,还可能出现头晕、心慌、恶心、视物模糊、吞咽困难等症状。并且颈椎病引起的疼痛区域多与受压的神经根所支配的区域有关。而颈肩综合征主要由于颈椎的急慢性损伤、退变或颈项部软组织病损,挤压颈脊神经,而出现范围较广泛的肩部的酸胀与疼痛,症状及发病机理较为单一。因此大家千万不要把颈肩综合征和颈椎病混为一谈。

基础篇

35

颈椎病与肩周炎有关系吗

肩周炎与颈椎病关系密切。一些颈椎病的主要临床症状就表现为肩部疼痛，同时颈椎病又可合并肩周炎，因此这两个疾病的诊断需要特别仔细，必须明确究竟是单纯颈椎病，还是单纯肩周炎，或是颈椎病同时合并肩周炎。

颈椎病的疼痛部位、时间、方式和范围与肩周炎疼痛不同，两者的病程和发展也不相同，治疗更不相同，因而必须认真鉴别。

肩周炎可以继发于颈椎病，颈椎病是由于颈椎骨质增生压迫通过的神经，引起肩部或上肢的放射性疼痛、麻木、活动障碍等症状，因而颈椎病可以导致关节囊粘连、挛缩，也可以导致肩关节活动的协调能力下降，因而容易发生肩周炎。

什么是肩周炎

肩周炎又称肩关节周围炎，俗称凝肩、五十肩。以肩部逐渐产生疼痛，夜间为甚，逐渐加重，肩关节活动功能受限而且日益加重，达到某种程度后逐渐缓解，直至最后完全复原为主要表现的肩关节囊及其周围韧带、肌腱和滑囊的慢性特异性炎症。简言之，肩周炎是以肩关节疼痛和活动不便为主要症状的常见病症。本病的好发年龄在50岁左右，女性发病率略高于男性，多见于体力劳动者。如得不到有效的治疗，有可能严重影响肩关节的功能活动。肩关节可有广泛压痛，并向颈部及肘部放射，还可出现不同程度的三角肌的萎缩。图9为肩关节X线片。

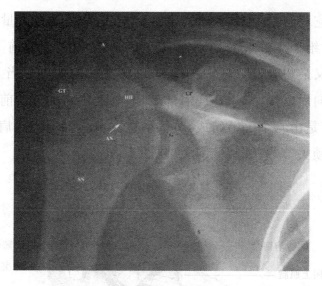

图 9　肩关节 X 光片

🌸 肩关节的结构是什么样子的

　　肩关节（shoulder joint）由肩胛骨的关节盂和肱骨头构成，属球窝关节。关节盂周缘有纤维软骨环构成的盂缘附着，加深了关节窝。肱骨头的关节面较大，关节盂的面积仅为关节头的 1/3 或 1/4，因此，肱骨头的运动幅度较大。关节囊薄而松弛，下壁尤甚，附着于关节盂的周缘，上方将盂上结节包于囊内，下方附着于肱骨的解剖颈。关节囊的滑膜层包被肱二头肌长头腱，并随同该肌腱一起突出于纤维层外，位于结节间沟内，形成肱二头肌长头腱腱鞘。肩关节周围的韧带少且弱，在肩关节的上方，有喙肱韧带连结于喙突与肱骨头大结节之间。盂肱韧带自关节盂周缘连结于肱骨小结节及解剖颈的下方。

　　肩关节为全身最灵活的球窝关节，可作屈、伸、收、展、旋转及环转运动。加以关节头与关节窝的面积差度大，关节囊薄而松弛等结构特征,反映了它具有灵活性运动的机能。肩关节周围有大量肌肉通过。这些肌肉对维护肩关节的稳固性有重要意义,但关节的前下方肌肉较少,关节囊又最松弛,所以是关节稳固性最差的薄弱点。当上肢处于外展、外旋位向后跌倒时,手掌或肘部着地,易发生肩关节的前脱位。

肩关节是由六个关节组成,分为肩肱关节、盂肱关节、肩锁关节、胸锁关节、喙锁关节、肩胛胸壁间关节(图 10)。

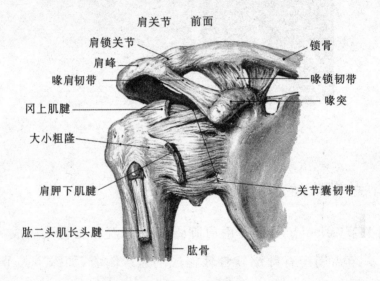

肩关节 前面

肩锁关节 — 锁骨
肩峰 — 喙锁韧带
喙肩韧带 — 喙突
冈上肌腱 —
大小粗隆 —
肩胛下肌腱 — 关节囊韧带
肱二头肌长头腱 —
肱骨

图 10 肩关节结剖图

因为肱骨头较大,呈球形,关节盂浅而小,关节囊仅包绕肱骨头的1/3,关节囊薄而松弛,所以肩关节是人体运动范围最大而又最灵活的关节,它可做前屈、后伸、内收、外展、内旋、外旋以及环转等运动。但肩关节的这个结构上的特点虽然保证了它的灵活性,但它的牢固稳定性都较其他关节为差,是全身大关节中结构最不稳固的关节。最常见的是向肩关节的前下脱位,因为肩关节的上方有肩峰、喙突及连于其间的喙肩韧带,可以防止肱骨头向上脱位。肩关节的前、后、上部都有肌肉、肌腱与关节囊纤维层愈合,增强了其牢固性。而只有关节囊的前下部没有肌肉、肌腱的增强，这是肩关节的一个薄弱区。因此当上肢外展时，在外力作用下或跌倒时，如上肢外展外旋后伸着地，肱骨头可冲破关节囊前下方的薄弱区，移出到肩胛骨的前方，造成肩关节前脱位。这时患肩塌陷，失去圆形隆起的轮廓，形成所谓的"方肩"。

❋ 肩关节的运动机理是什么样子的

肩关节的运动是各关节间的协调运动，肩肱关节运动时肩胸连接处随之运动，此协调运动称为肩肱节律性，肩关节外展至 30°或前屈至 60°，肩胛骨是不旋转的，称为静止期，在此以后肩胛骨开始旋转，每外展 15°，肩关节转 10°，肩胛骨转 5°，两者比例为 2:1，当外展至 90°以上时，每外展 15°，肩关节转 5°，肩胛骨转 10°，两者比例为 1:2。

肩关节的活动范围在正常情况下为：前屈上举 150°～170°、后伸 40°～45°、外展上举 160°～180°、内收 20°～40°、水平位外旋 60°～80°（或贴壁 45°）、水平位内旋 70°～90°（或贴壁 70°）、水平屈曲 135°、水平伸展 30°，加之肩关节的活动是以胸锁关节为支点，以锁骨为杠杆，因此肩关节的活动范围又可因"肩胸关节"的活动而增加。肩关节的这些特点就决定了肩部易发生如上所述的疾患。

参与肩关节运动的肌肉主要为肩部肌肉，而且肩关节运动需在上臂肌肉协助下共同进行。肩关节的运动必须具备两个条件：其一是要有良好的肩胛部肌肉使肩部保持相对的稳定，其二是肱骨头和关节盂之间须保持密切相接（这主要是由肩袖来完成）。因此，参与肩关节运动的骨骼肌并不单纯地只供给关节动力，在稳定肩关节方面也起很大的作用。

肩关节属于球窝关节，能做多轴性灵活运动，同下肢髋关节比较，肩关节的运动幅度较大，但稳固性差。

肩关节可以完成七种动作：屈、伸、外展、内收、外旋、内旋、环转。如图 11、12。

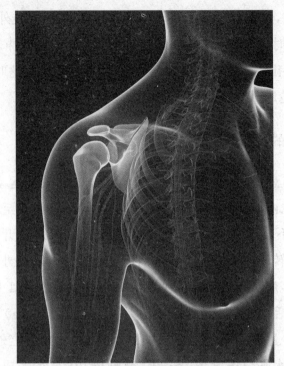

图 11　肩关节的动作 1

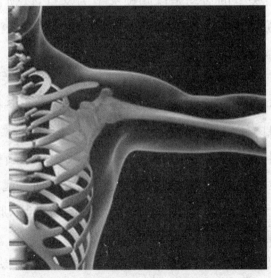

图 12　肩关节的动作 2

（1）屈：从肩关节冠状轴前方跨过的肌肉具有屈肩关节的作用。重要的肌肉有喙肱肌、三角肌前部纤维、胸大肌锁骨部和肱二头肌短头。前屈的运动范围约 70°。

（2）伸：从肩关节冠状轴后方跨过的肌肉具有伸的作用。主要的肌肉有背阔肌、三角肌后部纤维和肱三头肌长头。后伸时，由于受到关节囊前臂及肱骨头与喙突相接触的限制，故运动范围小于屈的范围，约为 60°。

（3）内收：从肱骨头的矢状轴下方跨过的肌肉能使肩关节内收，主要的肌肉有胸大肌、背阔肌和肩胛下肌。内收时，由于肱骨头滑向关节窝的上方而受到躯干的阻碍，其运动范围很小，约为 20°。

（4）外展：从矢状轴上方跨过的肌肉，可使肩关节外展，主要的外展肌有三角肌（中部纤维）和冈上肌，当肩关节外旋时，肱二头肌长头也参与外展。肩关节外展时肱骨头滑向关节窝的下方，所以运动范围较大，约 90°。

（5）旋内：沿贯穿于肱骨头中心与肱骨小头中心之间的垂直轴，上臂可作旋内和旋外运动。凡由内（起点）向外（止点）从垂直轴前方跨过的肌肉具有旋内作用。旋内的肌肉有背阔肌、胸大肌、肩胛下肌和三角肌前部纤维。旋内时，肱骨头在关节盂内向后滑动，肱骨大结节和肱骨体向前方转动。

（6）旋外：从垂直轴后方跨过的肌肉有旋外作用。旋外的肌肉有冈下肌和小圆肌。旋外时，肱骨头在关节盂内向前滑动，肱骨大结节和肱骨体向后方转动。当上肢垂直时，旋转运动的范围最大，可达 120°。

（7）环转：主要依靠三角肌（三个束）、胸大肌、斜方肌、菱形肌、前锯肌、背阔肌、大圆肌、小圆肌。

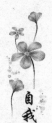

得了肩周炎都有什么症状

1. 肩部疼痛

起初肩部呈阵发性疼痛,多数为慢性发作,以后疼痛逐渐加剧或钝痛,或刀割样痛,且呈持续性,气候变化或劳累后常使疼痛加重,疼痛可向颈项及上肢(特别是肘部)扩散,当肩部偶然受到碰撞或牵拉时,常可引起撕裂样剧痛。肩痛昼轻夜重为本病一大特点,若因受寒而致痛者,则对气候变化特别敏感。

2. 肩关节活动受限

肩关节向各方向活动均可受限,以外展、上举、内旋外旋尤为明显,随着病情进展,由于长期废用引起关节囊及肩周软组织的粘连,肌力逐渐下降,加上喙肱韧带固定于缩短的内旋位等因素,使肩关节各方向的主动和被动活动均受限,特别是梳头、穿衣、洗脸、叉腰等动作均难以完成,严重时肘关节功能也可受影响,屈肘时手不能摸到同侧肩部,尤其在手臂后伸时不能完成屈肘动作。

3. 怕冷

患者肩怕冷,不少患者终年用棉垫包肩,即使在暑天,肩部也不敢吹风。

4. 压痛

多数患者在肩关节周围可触到明显的压痛点,压痛点多在肱二头肌长头肌腱沟处,肩峰下滑囊、喙突、冈上肌附着点等处。

5. 肌肉痉挛与萎缩

三角肌、冈上肌等肩周围肌肉早期可出现痉挛,晚期可发生废用性肌萎缩,出现肩峰突起,上举不便,后伸不能等典型症状,此时疼痛症状反而减轻。

病因病机篇

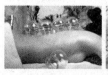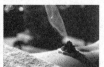

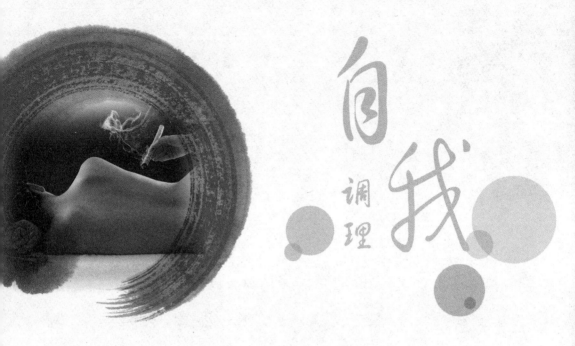

自我调理

❀ 颈椎病发生的一般机理是怎样的

　　大家已经知道了颈椎病又名颈椎综合征，是颈椎骨关节炎、增生性颈椎炎、颈神经根综合征、颈椎间盘脱出症的总称，是一种以退行性病理改变为基础的疾患。主要由于颈椎长期劳损、骨质增生或椎间盘脱出、韧带增厚，致使颈椎脊髓、神经根或椎动脉受压，导致一系列功能障碍的临床综合征。其表现多为颈椎间盘退变及其继发性的一系列病理改变，如椎节失稳、松动、髓核突出或脱出、骨刺形成、韧带肥厚和椎管狭窄等，进而刺激或压迫了邻近的神经根、脊髓、椎动脉及颈部交感神经等组织，并引起各种各样症状和体征。那么导致颈椎病发生的常见病因病机是什么呢？一般说来有以下几点。

　　(1)寒冷、潮湿：尤其在椎间盘退变的基础上，受到寒冷、潮湿因素的影响，可造成局部肌肉的张力增加，肌肉痉挛，增加对椎间盘的压力，引起纤维环损害。

（2）颈椎退行性改变：随着年龄发展的不同阶段，颈椎及椎间盘可发生不同的改变，在颈椎体发生退行性改变的同时，椎间盘也发生相应改变。

（3）外伤因素：在椎间盘退变的基础上，进行剧烈活动或不协调的运动。本来颈椎不够稳定，受到外界猛烈撞击或者做一些剧烈运动，比如篮球、羽毛球等，使不稳定的椎间盘更加容易突出，从而使症状加重。

（4）慢性劳损：长期处于不良的姿势，椎间盘受到来自各种方面的牵拉、挤压或扭转。如经常进行低头作业或者睡眠体位不当，使椎体之间造成过度牵拉、挤压等，椎间盘间隙发生改变，进而使整个颈椎受到影响。

总之，颈椎病的发生是在多种外界因素的影响下，如天气环境、不良睡姿或坐姿以及外伤等作用下，颈椎的韧带反复牵拉，骨质增生，骨刺形成，肌肉失去平衡，从而引起各种不适的症状和体征。

什么是挥鞭样颈椎损伤

挥鞭样损伤是一种特殊的颈椎、颈髓损伤，指由于身体突然加速或减速运动使得头部的运动与身体的运动不同步，从而导致颈椎连续过度伸屈而造成颈髓损伤。其最常见的原因是当高速前进的机动车急剧刹车，或在停车后突然受到后方高速行驶的车辆撞击，乘车人由于身体猛然向前运动，头颈部发生过度伸展及过度屈曲性运动而造成的损伤。临床上将其他原因使颈椎产生类似动作造成的损伤也归于此类。

健康人颈椎屈伸活动度以第四和第五与第五和第六颈椎最大，颈椎第一至第三及第六至第七活动度较小。可将第六和第七颈椎比做鞭柄，上部颈椎比做鞭条，故第五和第六颈椎常发生损伤，也可发生在第一和第二颈椎或寰枕关节。损伤可见韧带或关节束撕裂、关节内出血

病因病机篇

45

及软骨撕脱。严重者可造成关节脱位、骨折及颈髓受损。

挥鞭样损伤患者在受伤后迅速出现临床症状,绝大多数出现临床症状的时间不迟于伤后 24 小时,多数患者在伤后几分钟内并无临床症状或症状轻微,然后在几天内症状逐渐加重。其临床症状有:

(1)颈痛:颈痛为挥鞭样损伤最为常见的临床症状。典型的颈痛表现为颈后区的钝痛,颈部活动可使疼痛进一步加剧。疼痛还可向头、肩、臂或肩胛间区放射。多数患者还可出现颈部肌肉痉挛和颈椎活动受限,以屈伸活动受限最为明显。这些症状多在 1～2 周内缓解。

(2)头痛:头痛是仅次于颈痛的常见症状,有时甚至是最为明显的症状。其典型表现为枕部或枕下疼痛,并可向前放射至颞部、眼眶及头顶部。目前损伤引发头痛的原因和机制还不清楚。多认为与肌肉、筋膜的损伤和神经、血管有关。按摩、被动牵拉或主动运动以及痛点封闭可使疼痛缓解。

(3)上肢放射痛及感觉、运动功能障碍:上肢放射痛或麻木症状也较为常见。多数患者在肩胛骨周围有明确的压痛点,但是感觉、运动功能障碍及反射改变较少。

(4)背痛:有20％～35％的挥鞭样损伤患者在伤后第 1 个月有肩胛间区或腰背部疼痛,其中多数为肌肉筋膜损伤所致,也可由胸椎、腰椎的椎间盘或椎体损伤而引起。

(5)认知及心理异常:挥鞭样损伤后的脑部症状包括神经质和神经过敏、认知障碍、记忆、思维等方面的能力下降等。患者在日常生活和工作中容易疲劳和神经过敏。

(6)其他症状:其他症状还有吞咽困难、头晕、视力障碍、颅神经损伤、自主神经损伤、下颌关节功能障碍、斜颈、前胸痛等。

总之,由于身体突然加速或减速使颈椎过度伸屈而使颈髓受到卡压,进而出现了颈部疼痛、头痛、上肢放射痛等症状,这些症状即是颈椎挥鞭样损伤所造成的。

什么是颈椎小关节紊乱症

颈椎小关节紊乱症是推拿科和骨伤科的常见病和多发病,好发于中青年,初起时常因外伤、劳累或受凉等因素诱发,起病较急,治愈后容易复发,常可反复发作。颈椎小关节紊乱是由于长期姿势不良或者外力作用于颈椎,颈椎长期处于不协调状态,致使颈椎小关节发生错位。发生颈椎小关节紊乱症后,由于肌肉、神经或者血管受压迫,破坏了颈椎的内部平衡,从而出现颈部发作疼痛不适、生理曲度强直、活动受限等症状,病情重时还可以出现斜颈样外观,有的患者还会出现头昏、眼球震颤、视物模糊、面部麻木等一系列症候。

为什么会出现颈椎小关节紊乱症呢?这是由于颈椎的关节突较低,关节囊较松弛,加之缺乏横突韧带等功能特性,使颈椎稳定性相对不足,如遇到大的或者特殊动作时,常致颈椎小关节超出正常功能范围而发生本病。另外,如颈部肌肉受到扭伤、风寒侵袭或睡觉、工作、姿势不良造成颈部肌肉组织劳损、僵硬、变形,也可反射性引起颈椎小关节的功能紊乱。

手法触摸检查可发现病变颈椎棘突向一侧隆起或呈现明显偏歪,椎旁常有明确压痛点,此外风池穴或肩胛内缘也可有压痛。X线检查一般无颈椎退行性改变,正位片可显示颈椎侧弯畸形,病变棘突偏歪;侧位片可发现患椎有旋转表现;斜位片则可显示椎间关节间隙有相对增宽或狭窄现象(图13)。

通过局部肌肉放松和手法整复,可使紊乱的小关节得以归位,使筋回槽,进而颈痛、强直、头昏等一系列症状得以缓解。

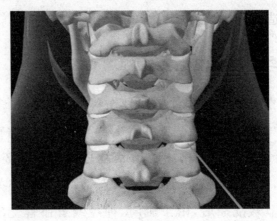

图 13　颈椎关节

🌸 为什么颈椎间盘中第四、五椎间盘最容易突出

　　颈椎间盘突出症是一组独立性疾病，与颈椎病不同。颈椎间盘突出症常由于颈部退行性变或过度活动而引起。颈部外伤也可导致纤维环破裂，髓核突出，使颈脊髓和神经根受损。颈椎为了适应视觉、听觉和嗅觉的刺激反应，需要有较大而敏锐的可动性。因此，颈椎的活动范围要比胸椎和腰椎大得多，如前屈后伸、左右侧屈、左右旋转以及上述运动综合形成的环转运动。颈椎的屈伸活动主要由第二至第七颈椎完成。左右侧屈各为 45°，主要依靠对侧的关节囊及韧带限制过度侧屈，侧屈主要由中段颈椎（第四、五颈椎）完成。左右旋转各为 75°，主要由寰枢关节来完成。环转运动则是上述活动的连贯作用来完成。点头动作发生在寰枕关节，摇头动作发生在寰枢关节。活动度较大的环转运动、左右侧屈以及点头摇头均由中段颈椎（第四、五颈椎）以及寰枢关节完成，因此，在颈部受到加速暴力使头部快速运动导致颈部扭伤以及长期的姿势不良引起的慢性退行性变时，颈椎间盘中第四、五椎间盘更加容易受到外力的压迫和冲击，而发生损伤和退变。从而导致椎间盘纤

维环破裂,髓核组织从破裂之处突出或脱出椎管内,造成相邻的组织,如脊神经根和脊髓受压,引起头痛、眩晕、心悸、胸闷、颈部酸胀、活动受限、肩背部疼痛、上肢麻木胀痛等。

为什么第七颈椎又叫隆椎

　　人体脊柱共有 7 节颈椎,第七颈椎又称隆椎,属不规则骨,为七块颈椎中最大的一块,除了它伸向后方的棘突很长外,其余的结构和普通颈椎一样,隆椎棘突下凹陷处即"大椎穴"(图 14),是临床计算椎骨数目和针灸取穴的标志。由于其棘突很长,末端不分叉而呈结节状,隆突于皮下,当头前屈时其棘突特别容易隆起,易于触及,而被称为隆椎,它随着颈部的转动而转动,是临床上作为辨认椎骨序数的标志。我们在低头时看到和摸到颈部最高突起的部位,就是第七颈椎,这是第七颈椎的生理特点,也是它被称为"隆椎"的一个原因。隆椎作为连接其他颈椎与胸椎的枢纽,在脊椎稳定性上起到了关键的作用,颈椎活动度大而胸椎活动度小,隆椎连接着胸椎起到了稳定颈椎的作用,使颈椎不至于过度的牵拉扭曲。但如果颈椎长期处于不稳定状态时,隆椎必须依靠肌肉韧带牵拉其他颈椎,长期就会使隆椎处皮肤高起,形成我们俗称的

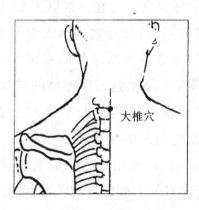

图 14　大椎穴

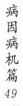

"肉疙瘩"，其实为隆椎处纤维脂肪垫。患者多在无意中发现隆椎处皮肤高起的包块。背部上段正中较突出，似驼背状，外观不雅。一般情况下，有脂肪垫的人并无不良感觉。患此症者，多为年轻时曾肩挑、背扛重物，或经常仰头工作等。此类纤维脂肪垫可能与职业劳动有关。纤维脂肪垫为良性包块。当脂肪垫有无菌性炎症反应时才会有项背部紧张不适或疼痛感，如果严重甚至需要手术切除。所以，在平时要注意对颈椎进行保护，尽量避免长期不良的坐姿或睡姿，使颈椎得以放松稳固。

为什么寰枢关节及第七颈椎上下容易出现小关节紊乱

很多人颈部不适、头晕或头面部有异常，经过专业的医生检查后，得出寰枢关节紊乱或第七颈椎上下小关节紊乱的结论。经过小关节整复后症状马上得到缓解。有的患者还会反复发作并且每次都是这两个部位出了问题，观察其他颈椎小关节紊乱的患者大部分也是这两个地方出的问题。难道整个颈椎只有这两个部位容易发生小关节紊乱吗？其实不是这样的，应该说颈椎的其他阶段也是有可能发生小关节紊乱的，只不过这两个部位最常见。尤其是寰枢关节，据调查显示大部分成人都存在着不用程度的问题，只是大多数人没有临床症状而已。而第七颈椎就更是如此了，笔者在这么多年的临床工作中还没有见到一个第六颈椎、第七颈椎及第一胸椎这三个椎体的排列是完全规矩的，都有不同程度的排列紊乱现象。当然绝大多数人也是没有任何临床症状的，为什么会这样呢？这与人的整体机构有很大关系。环椎是颈椎的最上面，它与头相连，人体的作用如扭头的动作、低头和仰头的动作都与其有密切关系。因此它的上面的寰枕关节和它下方的寰枢关节的活动度相对是比较大的，这就造成了寰椎上下稳定度较差。稳定度差活动大,这样自然就容易发生微小的错位,于是就出现了关节紊乱。而第七颈椎是颈椎最下面一节,颈椎通过它与胸椎相连。胸椎由于有肋骨辅助因此活动度较小稳定性好,而颈椎本身相对灵活,第七颈椎就处在灵活与稳定的过渡点上,这就像是飞机着陆一样,其他颈椎相当于保证飞机在天上飞时不容易出问题,胸椎相当于保证飞机着陆完成后在地面上跑,也不容易出问题,第七颈椎就相当于飞机着陆的过程最容易出问题。并且,在前面我们已经讲过第七颈椎又叫隆椎,它的棘突最长,是颈部肌肉重要而集中的辅助点,力学关系复杂,这也是这个部位经常发生小关节紊乱的一个原因。当然其他颈椎阶段也会有小关节的紊乱发生,但不如这两个阶段发生率高,产生的临床症状也不如这两个阶段典型。

🌸 颈椎韧带钙化是怎么回事

韧带是富有坚韧性的纤维带,有加强骨骼与关节之间的稳固性的作用,颈部的韧带主要有前纵韧带、后纵韧带、黄韧带、棘间韧带、项韧带,这些韧带有协助颈部肌肉支撑头颈直立,防止头颈过度前屈、后伸的功能。多数学者认为,有些颈项部韧带钙化可理解为是机体应对颈项部韧带长期超负荷牵拉的一种方式,而有些颈项部韧带钙化与创伤有关。外伤性的急性牵拉、头部过度前屈、持久低头工作或睡眠时枕头过高等均可牵拉颈项部韧带引起疲劳性损伤,肌轻微撕裂、出血、渗出、水肿,在不断损伤和修复的过程中,肌与肌、肌与韧带间发生粘连、挛缩、瘢痕、变形、硬化,局部微循环发生障碍,从而使大量软骨细胞增生,这些增生的软骨细胞主要成分是硫酸软骨素,而这与钙盐的沉着密切相关。从临床角度来看,颈项部韧带钙化单独存在时,就应视为颈椎病的早期诊断依据,此阶段也是治疗及预防颈椎病的最有利时机,此时积极治疗可以有效地降低颈椎病的发病率或减少颈椎病的复发。

病因病机篇

51

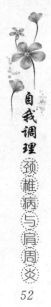

颈椎病常见的诱发因素

一般说来颈椎病的发病也是符合事物的一般发展规律的,也是有内因和外因相合而发病的,内因是基础,外因是诱发发病的条件。发生颈椎病的内在原因是机体随年龄的增长而逐渐出现的颈椎退行性改变,这些改变虽然可以通过合理的养生而减缓,但是总体上讲是不可避免的。而外因即诱发颈椎病发生的外在条件,却是可以通过我们的努力基本消除和预防的。如果我们能够对诱发颈椎的外因足够重视并积极避免,这样就可以很好地起到预防颈椎病的发生。一般来说,常见的引起颈椎病的诱发因素主要有以下几个方面。

慢性劳损:如工作姿势不当,尤其是长期低头工作的人,颈椎病发病率较高;不良睡眠姿势、枕头高度不当或垫的部位不妥等也易引发颈椎病,反复落枕者患病率也较高;不适当的体育锻炼也会增加颈椎病的发病率。

年龄因素:随着年龄的增长,椎间盘的退行性变是颈椎病发生发展的最关键的基础;小关节和各种韧带的退行性变也有重要的影响。

外伤:头颈部的外伤很容易诱发颈椎病。

寒冷刺激:由于颈部肌肉大都暴露在外,容易受到冷天寒气的刺激,使局部肌肉保护性收缩,从而导致颈部张力增高,易使颈部力量失衡,颈部肌肉紧张痉挛;进而压迫神经、血管,致使颈部疼痛不适。若原来颈部已有病变的情况下,就更容易诱发颈椎病。

发育性椎管狭窄:椎管狭窄的人,易于发生颈椎病,而且预后也相对较差。

颈椎的先天性畸形:如先天性椎体融合、颅底凹陷等情况,都容易诱导颈椎病的发生。

咽喉部炎症:当咽喉部或颈部有急、慢性炎症的时候,其周围组织炎性水肿,很容易诱发颈椎病的症状出现或使病情加重。

精神因素:情绪欠佳,往往使颈椎病加重,而在颈椎病加重或发作的时候,患者的情绪常常更不好,很容易发脾气和激动,由此颈椎病的症状也更为严重。

代谢因素:钙、磷代谢和激素代谢的失调,往往容易产生颈椎病。

总之,很多因素都会导致颈椎病,要想预防颈椎病,生活中就要多加注意,尽量避免这些危险因素,才会防患于未然。

感受风寒会诱发颈椎病吗

在门诊上经常碰到患者说:"我脖子被风吹着了,难受好几天了。"结果一检查诊断为颈椎病,患者很奇怪"明明以前好好的就是受了点风,怎么就颈椎病了呢? 实在接受不了"。这是可以理解的,因为颈椎病的基础是颈椎的退行性改变,它是积年累月一点一点加重的。这个变化往往是我们不易察觉的,可能仅仅表现为偶尔的颈部不适或其他很轻微的症状,经过活动或休息很快就好转了,因此我们也就没有在意,这是量变的过程。直到某一天遇到了压垮骆驼的最后一棵稻草,这棵稻草可能是受凉了,也可能是过度劳累,也可能是外伤。这些就是诱发因素而已,并不是导致颈椎病的根本原因。所以有的人感受风寒之后,很快就自己痊愈,而有的人却很长时间好不了,就是因为患者的自身基础不一样,即颈椎的基础条件不一样。从另一个角度讲,如果经常出现项背部受凉的情况,会加快颈部的退行性改变,并引起颈椎排列异常。因此可以说感受风寒尤其是颈肩背部受凉,是会诱发颈椎病的。所以我们平时做好颈部的保暖,尤其是运动后或夏天天气较热出汗时一定要避免吹风受凉。这对预防颈椎病和其他相关疾病是有很大帮助的。

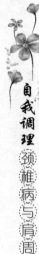

❋ "小背包"是怎么回事

很多颈部不适的患者在颈项与背部交界处也就是大椎穴附近有一个大肉包,鼓鼓的影响美观。甚至有的患者就是专门来医院治疗这个肉包的。老百姓戏称这个为"小背包"。从医学角度上讲这是一种不正常的现象。往往有这种形象的朋友会出现颈部不适肩背部发沉。那么这是什么东西呢?是又多长出的一块肉吗?答案不是的,这个肉包并不是多长出一块肉,而是颈部姿势异常的产物。通过针灸、按摩治疗或对姿势矫正往往马上就会好转。有的时候患者觉得很奇怪:怎么跟变魔术似的,一下就小多了。其实道理很简单:"小背包"的形成多是因为颈椎前伸造成的,也就是我们平时所说的,总是向前探头造成的。如果您平时在全身放松的情况下有向前探头的习惯,形成"小背包"的机会就会大大增加。因为人在向前探头的时候,颈椎一次向前滑动,而第七颈椎由于生物力学的原理并没有向前滑动,甚至会有轻微的向后移动以拉紧相关肌肉保持颈椎和身体的稳定性。这样第七颈椎的棘突就会将周围的肌肉向上顶起,覆盖其上的肌肉在被顶起的同时,因受到压力的刺激而张力上升也就是说紧张变硬,从而形成一个肉包。治疗时只要通过针灸降低局部张力就可使其得到暂时的缓解。如果能够配合对颈部姿势的矫正,主动或被动地做回收下颌的动作,就能得到较为理想的治疗效果。当然要想彻底治愈还是要靠患者自己努力注意纠正自己的动作习惯才行。由此可见,有相当一部分颈部疾病与患者自身的动作习惯有关,因此预防颈椎病首先应当从纠正自己的不良姿势入手。

❋ 颈椎骨质增生是很严重的颈椎病吗

很多患者颈部或上肢不适到医院拍个颈椎 X 线,结果是颈椎骨质增生。也有的朋友是体检时发现颈椎骨质增生的,当然主要是中老年朋友。有的人很担心,不知道颈椎的骨质增生是不是很严重的疾病,会不会对身体健康产生不良影响。其实大部分的骨质增生和骨质疏松是人体正常衰老的表现,绝大多数人到了中年以后都会逐渐出现。因此医学上称之为退行性改变。但是现代很多年轻人还不到应该出现骨质增生的年龄却也增生了,这就应当引起注意了。生活中最常见的引起局部骨质增生的原因就是外伤和骨膜应力改变。外伤好比骨质受到暴力损伤结构受到了破坏,在修复过程中会形成不同程度的增生,就像皮肤损伤长好后会形成瘢痕一样,受到破坏的骨质长好后也会形成“瘢痕”。那什么是骨膜应力改变呢?说白了就是骨膜受到了非正常的力的刺激,比如说过度牵拉或挤压局部。这时会引起受刺激的部位发生相应的理化反应,引起钙质在局部过度沉积从而形成骨质增生。这种增生对机体而言是一种保护性措施,是局部结果更加稳定从而对抗过度的牵拉或挤压对人体产生的不良影响。但是尽管如此这也是有代价的,不能任其发展。因为过度的增生本身会对周围的组织产生影响从而引起相应的临床症状。比如颈椎的骨质增生根据增生的部位可能会对颈神经、脊髓、食管等造成影响从而出现上肢的疼痛麻木、咽部及吞咽不适。此外颈椎局部的骨质增生对我们也是一种警示,提醒我们注意:我们的生活和工作方式已经有了问题,应当积极地进行分析和改进了。只有这样才能预防严重疾病的发生,变不利为有利。

✿ 是什么原因导致肩周炎的发生

导致肩周炎发生的原因主要有两方面:肩部因素和肩外因素。

(1)肩部原因

①本病大多发生在 40 岁以上中老年人中,软组织退行病变,对各种外力的承受能力减弱;

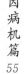

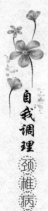
②长期过度活动、姿势不良等所产生的慢性致伤力；

③上肢外伤后肩部固定过久，肩周组织继发萎缩、粘连；

④肩部急性挫伤、牵拉伤后治疗不当等。

(2)肩外因素

心、肺、胆道疾病发生的肩部牵涉痛，因原发病长期不愈使肩部肌肉持续性痉挛、缺血而形成炎性病灶，转变为真正的肩周炎。

诊断治疗篇

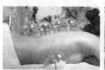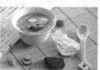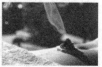

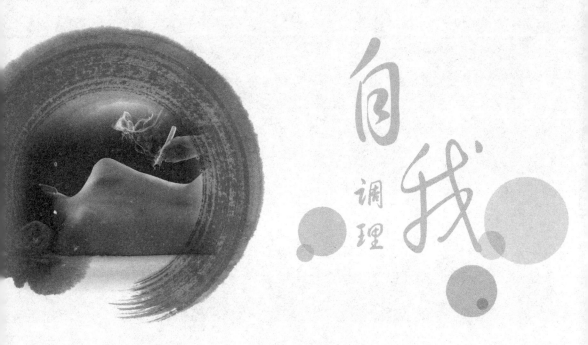

自我调理

颈椎病的常见检查方法有哪些

　　临床上常用检查方法一般分为两大类:一类叫做体格检查,另一类叫做辅助检查。体格检查一般不需要借助仪器设备,医生通过"望、触、叩、听"等检查手段来收集所需要的信息进而判断患者的状态。辅助检查一般是指医生借助医疗设备,针对疾病进行各种理化检查,以帮助诊断疾病或判断患者所处状态。颈椎病的体格检查一般流程是这样的,首先要观察患者颈部及肩部在各个方向上的主动和被动活动是否能够达到正常的活动范围。之后根据患者对病情的描述,在颈部进行触诊,以确定患者颈部是否有压痛、结节、条索等阳性反应点,以及这些阳性反应点所在的确切位置。通过患者陈述的病情和望诊及触诊收集的信息进行初步的判断,再根据需要有选择地进行特殊试验检查和辅助检查。一般常用的特殊试验检查包括屈旋颈试验、椎间孔挤压试验、臂丛牵拉试验、上肢后伸试验等。辅助检查主要包括颈椎 X 线检查、断层摄影（或称体层摄影）、脊髓造影、椎动脉造影、CT 和磁共振成像等，此外还可根据需要进行脑脊液检查、肌电图、脑血流图等项检查进行鉴别诊断。当然并不是所有的患者都要进行以上全部的辅助检查，医生会根据诊断及治疗需要选择必要的辅助检查。但是作为颈椎病来说，不管从诊断还是治疗的角度讲，颈椎 X 线片还是十分必要的。

顺便提一下，很多患者抱怨：检查了一大堆，片子也拍了不少，肌电图也做了，血也抽了还是没有确诊是什么病。其实真的没有必要抱怨，因为虽然检查没能确诊疾病，但他对于医生分析疾病及排除一些重大隐患起着至关重要的作用，有了这些客观检查指标医生在治疗疾病时会更得心应手。

❀ X 线检查对颈椎病的诊断和治疗有什么特殊意义

X 光片价格便宜，简单易行，能够清楚地显示颈椎的退行性改变，所以专业医生对颈椎疾病的检查一般首选 X 光片。怀疑有颈椎病的患者应拍摄颈椎正、侧位片以及斜位片，有时需要加拍颈椎过伸过屈侧等功能位片，如果怀疑患者有寰枢椎病变者还要加拍张口时的正位相。

医生可通过颈椎正位 X 光片观察有无寰枢关节脱位，齿状突骨折或缺失，第七颈椎横突有无过长，有无颈肋。钩锥关节及椎间隙有无增宽或变窄。通过颈椎侧位 X 光片，可以观察颈椎曲度的改变、椎间隙的狭窄情况、椎体滑移、椎间孔改变、骨赘以及项韧带钙化等表现。两个斜位的颈椎 X 光片可以直观的观察椎间孔的大小以及钩椎关节骨质增生的情况，以确定是否有可能是由于椎间孔的形态改变而引起相应的神经根症状。还有颈椎张口位和功能位的 X 光片可以为医生提供更多的角度发现颈椎的问题。

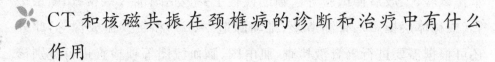

CT 和核磁共振在颈椎病的诊断和治疗中有什么作用

很多颈椎病患者不理解,为什么已经拍了颈椎 X 光片,还要去拍颈椎 CT 和 MRI。这是因为它们可以从不同角度观察颈椎及其内容物的情况。

CT 的成像原理是 X 线束对人体检查部位进行扫描获取信息,输入计算机处理并重建成像。它比传统的 X 光片要清楚得多,可以让我们更清楚得了解病情。

核磁共振(MRI)是一种生物磁自旋成像技术,核磁共振成像的"核"指的是氢原子核,因为人体约 70% 是由水组成的,MRI 即依赖水中氢原子。利用人体中的遍布全身的氢原子在外加的强磁场内受到射频脉冲的激发,产生核磁共振现象,经过空间编码技术,用探测器检测并接受以电磁形式放出的核磁共振信号,输入计算机,经过数据处理转换,最后将人体各组织的形态形成图像,以作诊断。核磁共振检查费用较昂贵,对软组织危险变化的分辨力、清晰度均高,不仅可清楚地观察到椎间盘突出,以及后纵韧带、黄韧带的增厚,皱褶对脊髓和神经根压迫,而且可以看到椎动脉受压的情况。这样就可比较完全合理的解释颈椎病患者的临床表现,为进一步治疗提供更加确切、细致的形态学依据。然而对骨质的改变,如增生、钙化等,MRI 就不如 X 线平片和 CT 清晰。

一般在临床上医生会根据患者的情况进行检查,简单来说,对于怀疑是骨质的病变一般会做 X 线和 CT,对于软组织的病变如椎间盘、韧带、神经肌肉的情况会选择核磁共振。

肩周炎拍 X 光片能查出来吗

答案是肯定的,肩周炎主要采用 X 线检查和肩关节 MRI 检查。

(1)X 线检查

早期的特征性改变主要是显示肩峰下脂肪线模糊变形乃至消失。所谓肩峰下脂肪线是指三角肌下筋膜上的一薄层脂肪组织在 X 线片上的线状投影。当肩关节过度内旋位时,该脂肪组织恰好处于切线位,而显示线状。肩周炎早期,当肩部软组织充血水肿时,X 线片上软组织对比度下降,肩峰下脂肪线模糊变形乃至消失。

中晚期,肩部软组织钙化,X 线片可见关节囊、滑液囊、冈上肌腱、肱二头肌长头腱等处有密度淡而不均的钙化斑影。在病程晚期,X 线片可见钙化影致密锐利,部分病例可见大结节骨质增生和骨赘形成等。此外,在肩锁关节可见骨质疏松、关节端增生、形成骨赘或关节间隙变窄等。

(2)肩关节 MRI 检查

肩关节 MRI 检查可以确定肩关节周围结构信号是否正常,是否存在炎症,可以作为确定病变部位和鉴别诊断的有效方法。

颈椎病常见的体格检查有哪些

体格检查是医生运用自己的感官或辅助器具(如听诊器、叩诊锤、血压计、体温计、压舌板等)对患者进行系统的观察和检查,客观地了解和评估患者机体状况(机体正常和异常征象)的最基本的检查方法。体格检查方法一般分为视诊、触诊、叩诊、听诊等四种。视诊是检查者用眼睛观察患者局部或全身体格征象的一种方法。触诊是检查者用手对被检查部位触摸,通过手的感觉进行判断的一种方法。叩诊是用手指叩击被检查部位,使之震动而产生声音,依据震动和声音的特点判断被检查部位的脏器状态的一种方法。听诊是检查者根据患者身体不同部位发出的声音,判断身体状况或组织器官正常与否的一种诊断方法。

体格检查可以为临床医生进行诊断提供患者最全面的体征信息,以准确地诊断疾病,有时甚至能发现其他临床检查无法发现的病变,具有重要的意义。体格检查也是一个临床医生应具备的最基本的医学技能。具体到颈椎病来说,常用的体格检查包括:局部是否有压痛点、颈椎活动范围及一些颈椎试验检查。

(1)按压压痛点:我们一般选择看看有没有棘突间压痛,即在上、下棘突之间凹陷处有无压痛。这与颈椎病的定位联系十分密切,尤其是早期压痛点的位置,往往与受累椎节相一致。比如颈3~4之间的压痛点会提示我们颈椎3和4骨质或椎间盘的病变。还有椎旁压痛:即在棘突两侧1.0厘米~1.5厘米处压痛。检查时沿棘突两侧由上而下、由内及外按顺序进行。椎旁压痛点多见于下段颈椎横突与第一和第二颈椎旁,基本上沿斜方肌走行,通常反映脊神经受累。还有一些其他部位的压痛:肩部附近的压痛,表示肩部受累;锁骨上窝的压痛,多见于前斜角肌综合征;乳突和枢椎棘突之间的压痛,多提示枕大神经受累。

(2)颈椎活动范围检查:可以通过颈部前屈、后伸、旋转与侧屈活动,用量角器测量后,根据正常活动范围,判断是否有活动受限。一般神经根型、颈型颈椎病患者的颈椎屈伸和旋转活动易受限。

(3)颈椎的特殊试验检查包括以下几项:

①前屈旋颈试验:令患者颈部前屈、嘱其向左右旋转活动。如颈椎处出现疼痛,表明颈椎小关节有退行性变。

②椎间孔挤压试验(压顶试验):令患者头偏向患侧,检查者左手掌放于患者头顶部、右手握拳轻叩左手背,则出现肢体放射性痛或麻木、表示力量向下传递到椎间孔变小,有根性损害,对根性疼痛厉害者,检

查者用双手重叠放于头顶、肩下加压,即可诱发或加剧症状。当患者头部处于中立位或后伸位时出现加压试验阳性,称之为 Jackso 实验阳性。

③臂丛牵拉试验:患者低头,检查者一手扶患者头颈部、另一手握患肢腕部,作相反方向推拉,看患者是否感到放射痛或麻木,这称为 Eaten 试验。如牵拉同时再迫使患肢作内旋动作,则称为 Eaten 加强试验。

④上肢后伸试验:检查者一手置于健侧肩部起固定作用、另一手握于患者腕部,并使其逐渐向后、外呈伸展状,以增加对颈神经根牵拉,若患肢出现放射痛,表明颈神经根或臂丛有受压或损伤。

此外,为了定位诊断或鉴别诊断,对感觉、运动、反射等神经系统方面的检查,有时也可以酌情予以选择。例如手部和上肢的感觉障碍分布区,与受累颈椎椎节定位有直接关系。因此,通过感觉障碍及除痛觉之外其他感觉,如温觉、触觉及深感觉的检查,均有助于诊断。运动检查,主要是进行肌张力、肌力、步态等方面的检查。反射检查,一般包括肱二头肌反射、肱三头肌反射、肱桡肌反射等深、浅反射及霍夫曼征等病理反射。

怎么样确诊颈椎病

很多人出现脖子僵硬、疼痛,上肢麻木等症状时,都会怀疑是不是自己得了颈椎病。那么临床上对颈椎病是如何诊断的呢?接下来我们就一起谈谈,首先要说的是颈椎病诊断的一般原则:若患者的临床表现和 X 线片检查均符合颈椎病者,可以确诊;若具有典型颈椎病临床表现,而 X 线片上尚未出现异常者,应在排除其他疾患的前提下,诊断为颈椎病。

下面是具体到各型颈椎病的诊断:①颈型颈椎病:当患者出现头、

颈、肩疼痛等异常感觉,并伴有相应的压痛点,且 X 线片上颈椎显示曲度改变,或椎间关节不稳定,具有"双突"、"切凹"、"增生"等表现,可以诊断为颈椎病。但是需要与肩周炎、风湿性肌纤维炎、神经衰弱及其他非因颈椎间盘退行性变所致的肩颈部疼痛等疾病相鉴别。②神经根型颈椎病:患者表现出较典型的上肢麻木、疼痛症状,其范围与受累的神经根支配的区域相一致,且 X 线片上所见的颈椎曲度改变、不稳或骨质增生等异常与受累神经阶段相一致;叩顶试验或臂丛牵拉试验阳性,可确诊为神经根型颈椎病;此时需要与颈椎结核、颈椎肿瘤、胸廓出口综合征、网球肘、肱二头肌腱鞘炎等以上肢疼痛为主的疾患相鉴别。③脊髓型颈椎病:患者有脊髓受压的表现,X 线片上显示椎体后缘多有骨质增生,椎管前后径出现狭窄,可确诊;需与肌萎缩型脊髓侧索硬化症、脊髓肿瘤、脊髓损伤、多发性末梢神经炎等疾病相鉴别,个别鉴别诊断困难者,可做脊髓造影检查或 CT 辅助鉴别。④椎动脉型颈椎病:患者曾有猝倒发作,并伴有颈性眩晕;旋颈试验阳性;X 线片显示椎间关节失稳或钩椎关节骨质增生,或椎动脉造影显示异常,此时除外耳性眩晕、神经官能症、颅内肿瘤、其他原因引起的基底动脉供血不足等疾病时便可确诊。⑤交感型颈椎病:患者常常有头晕、眼花、耳鸣、手麻、心动过速、心前区疼痛等一系列交感神经症状;X 线片上有失稳或退变,椎动脉造影阴性,此时诊断需要与冠心病等相鉴别。所以,当我们有颈部疼痛、肢体麻木等症状时,一定要到医院经医师明确诊断后方可进行治疗,切勿自己进行按摩、牵引等治疗,以防加重疾病。

常用的治疗颈椎病的方法有哪些

随着科技的进步,人们生活水平的提高,颈椎病的发病率也逐年提升,治疗颈椎病的方法也是多种多样,但是万变不离其宗,一般分为手术疗法和非手术疗法两大类。一般的颈椎病都能经过非手术疗法治愈

或明显好转,常用的非手术疗法包括:

(1)药物治疗:颈椎病症状显著时常用药物作辅助治疗以促进症状缓解,常用药物有解痉镇痛药、非甾体类消炎止痛药、神经营养药及血管扩张药等,还包括局部药物封闭疗法。

(2)颈椎牵引疗法:较为常用,既可限制颈部活动,又能使颈部肌肉充分松弛休息,使排列紊乱或脱位的椎体间关节恢复正常。

(3)理疗:是颈椎病常见的治疗方法,可根据具体情况选择,常见的有以下几种,即离子导入法、超短波法、石蜡疗法,其他如炒粗盐及热水袋热敷、电褥子等。

(4)围领:即颈托或叫颈围,一般外出或工作时用。其作用不是固定颈部,而是限制颈部的活动,特别对颈椎不稳者效果更好。

(5)针灸中药:中医治疗颈椎病源远流长。古人在与疾病的斗争过程中积累了丰富的经验,针灸中药治疗颈椎病疗效显著,对各型颈椎病均有明显疗效,应该引起大家更多的重视。

(6)推拿按摩:也是颈椎病常见的治疗方法。在早期,除了脊髓型颈椎病外均可应用,推拿按摩能通经活络,缓解颈肩肌群的紧张及痉挛,恢复颈椎活动,松解神经根及软组织的粘连。

(7)日常生活活动指导:①枕头与睡眠:枕头中央应略凹进,高度为12~16厘米,颈部应枕在枕头上,不能悬空,使头部保持略后仰。习惯侧卧位者,应使枕头与肩同高。睡觉时,不要躺着看书,也不要长时间将双手放在头上方。②避免做颈部过伸过屈活动:脊髓型颈椎病患者,在洗脸、刷牙、饮水、写字时,要避免颈部过伸过屈活动。③某些日常活动应该停止,在患病期间,应停止做某些过度活动颈椎的活动,如使劲仰头擦高处的玻璃。

对非手术治疗无效或疗效较差的患者。应该考虑手术治疗,治疗方法包括:①前路椎间盘切除及椎体后缘骨赘切除,自体骨移植椎间融

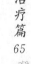

合术。②后路椎板切除减压或椎管成形术等。需要注意的是,老年患者或患有其他疾病自身状况差者,对手术麻醉不能耐受者应慎重选择手术治疗。

手术治疗颈椎病的机理是什么

手术作为很多疾病的终极疗法,有着不可替代性。就颈椎病而言,当正规的保守治疗一段时间没有达到疗效,又符合手术的各项指征时,就需要考虑手术治疗了。有些患者对手术存在着一定的偏见,谈手术色变。明明他的颈椎病只有依靠手术才能解决,但却不敢进行手术,依然选用保守治疗的方法进行治疗。结果拖来拖去疾病的最佳治疗时期被错过,造成了不可避免的严重后果。其实大家大可不必如此。随着现代外科学技术的发展,先进手术器械的更新,近年来国内外颈椎病的手术方法大部分都非常成熟。手术术式也日益更新,治疗效果总的来说是比较理想的。那么手术疗法治疗颈椎病的原理是什么呢?其实尽管颈椎病手术方法种类繁多,但是其治疗的基本原理是大致相同的。总的来说手术在治疗颈椎病的过程中其目的和作用原理不外乎以下两类:

(1)解除压迫:通过手术切除病变的椎间盘、骨赘、过于肥厚或骨化的韧带、增生的钩状突、椎板切除或扩大、开放横突孔等,以达到减轻压迫,消除刺激和粘连的目的,消除脊髓、神经或椎动脉的压迫,改善局部的血液循环。

(2)增强稳定:在椎体间植骨融合,通过人工的方法去除病变节段不稳的动力因素,恢复或增强颈椎的稳定性,恢复其生理曲线,限制局部活动,防止进一步使脊髓、神经受到损害,消除病椎节段的异常活动。

总的来说,颈椎病的手术适应证为:①脊髓型颈椎病一经确诊,宜早期手术治疗;②神经根型颈椎病,表现为以剧烈疼痛难忍为主,严重影响生活及工作者,或病变所致某一肌肉运动障碍者,可早期手术;③颈椎病其他各型,经非手术综合治疗无效或疗效不巩固而反复发作者。

颈椎病以非手术疗法为首选的基本原则。无论何型颈椎病,其治疗的基本原则都应遵循"先保守治疗,无效后再手术"这一基本原则,这不仅是由于手术本身所带来的痛苦和易引起损伤及并发症,更为重要的是颈椎病本身,绝大多数可以通过非手术疗法使其停止发展,好转甚至痊愈。除非具有明确手术适应证的个别病例,一般均应先从正规的非手术疗法开始,并持续 3～4 周,一般均有显效。对治疗无效呈进行性发展者,则需当机立断,及早施术。以免耽误病情导致瘫痪等严重后果。

🌸 什么是颈椎病的微创治疗

很多比较严重的颈椎病患者,是需要手术治疗的。也有的患者不愿意进行手术,问有没有其他方法治疗。其实对于部分需要手术的患者有些是可以通过微创治疗的。那么什么是微创治疗呢? 顾名思义,微创治疗就是微小的创口、创伤,是现代医学外科手术治疗应用的特点,是一个技术名词,就是在手术治疗过程中只对患者造成微小创伤、术后只留下微小创口的技术,是相对传统手术的新的科技成果。所以,微创是专门与外科及手术相联系的词语,如微创手术、微创外科等。微创,并没有一个准确的定义。但大多数外科医生认为,微创相对传统手术而言,主要具有四大特点:切口小、创伤小、恢复快、痛苦少。微创手术是高科技带来的医学革命。

20 世纪 60 年代开始,微创疗法开始被引入治疗椎间盘突出症,包括早期的木瓜酶及胶原酶注射术,70 年代日本的经皮钳夹髓核摘除术,80 年代美国的切吸及激光消融术等使微创治疗得到了较大的发展。90年代以来在意大利开展的一种新的治疗方法：臭氧椎间盘及椎旁间隙注射术，有效率可达70%～80%，现已在欧洲各国得到普遍应用。

很多颈椎病患者都不知道颈椎微创手术治疗颈椎病的原理是什么，对此都非常关注。颈椎病微创手术是针对病变的颈椎部位进行的微创手术。使发生病变的颈椎疼痛减轻。微创疗法的特点是：创伤小，痛苦小，治疗更加人性化；治疗时间短，恢复时间短；更安全，没有手术的并发症，费用比手术低，手术治疗结果不可逆转，精确定位，多手段、多层次消除突出组织。凡适用于常规手术者，均可行镜下手术，安全性的提高，使得既往一些被认为从前路减压较为困难和危险的病例，也可以纳入适应证范围。

同时颈椎病的微创治疗也有一些需要注意的事项：

手术前，要注意个人卫生，脐部要用温水洗干净，最好用棉棒蘸肥皂水或植物油将脐孔内的污垢去除。在饮食方面，术前一天应以清淡、易消化食物为主，切忌大鱼大肉，以防引起术后肠胀气。同时，要做好思想准备，调整心理状态，保证充足睡眠。必要时遵医嘱口服镇静药物。

手术后要注意巩固手术效果，尽快恢复体力，为此要做到：

（1）术后6小时内，采用去枕平卧位，头侧向一边，防止呕吐物吸入气管；

（2）因术后大多数患者无疼痛感，不要忽略按摩患者的腰部和腿部，半小时为患者翻身一次，以促进血液循环，防止褥疮发生；

（3）液体输完即可拔掉尿管，鼓励患者下床活动；

（4）术后6小时即可让患者进少量流质饮食，如稀米汤、面汤等。不要给患者甜牛奶、豆奶粉等含糖饮料。

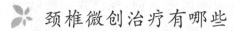 颈椎微创治疗有哪些

颈椎病微创手术创口小、治疗快、无疼痛、无并发症且费用较低,具有很好的疗效。那么微创技术治疗颈椎病的方法有哪些呢?颈椎微创手术方法的种类是非常多的,常见的如胶原酶融合术、射频消融术、臭氧分子融合术、激光超导汽化减压术等。医院会由专业医师诊断患者病情,然后确定用哪一种微创治疗法以求最佳治疗效果。通过微创手术的方式治疗颈椎病,是很多患者的首选治疗措施,颈椎病患者采用这种微创手术的方式进行治疗,会让患者的颈椎手术创伤较少,不会给颈椎病患者带来一些不好的伤疤而影响颈椎病患者的外貌,而且这种微创手术治疗颈椎病的种类有很多种,可以适合不同症状的颈椎病患者。

胶原酶融核术是怎么回事

胶原酶融核术又称"水针刀"髓核溶解术,将胶原酶注射到椎间盘突出部位,利用胶原酶对椎间盘中胶原组织的特异性溶解作用,使突出的椎间盘变小、消失,从而解除神经压迫,改善临床症状。水针刀技术对于骨质增生或椎间盘面突出引发的颈椎病有很好的治疗效果,该方法利用胶原酶具有特异性溶解椎间盘突出物的特性,采用细针穿刺,使椎间盘突出部位逐渐溶解、吸收、缩小,从而解除对神经的压迫而达到治愈的目的。胶原酶具有特异溶解性,可以溶解突出的椎间盘组织,解除对神经根的压迫,消除引起疼痛的炎症,达到根治目的,同时手术创口仅有 0.5 毫米的针眼大小,可以很快愈合。

臭氧分子融合术是怎么回事

椎间盘内臭氧注射融核治疗术是近年来治疗椎间盘突出的最先进

微创治疗技术之一。该疗法最早由意大利医师首创，现已在一些欧洲国家如意大利、德国和法国等普遍应用，已被确认是免除开刀治疗腰突症的最有效手段。近几年，已经在中国部分医院临床推广，效果显著。

腰椎间盘内臭氧融核术，也就是 O_3 注射术，其原理为：高浓度 O_3 具有极强的氧化能力，同时还有抗炎和镇痛的作用。将它注入突出的椎间盘髓核组织内，可以瞬时氧化髓核组织内的蛋白多糖及破坏髓核细胞，使蛋白多糖的功能丧失，细胞产生蛋白多糖减少，髓核组织的渗透压不能维持，导致水分丧失而萎缩，从而降低椎间盘内压力，使症状得以消除，达到治疗的目的。

90 年代以来在意大利开展的一种新的治疗方法：臭氧椎间盘及椎旁间隙注射术，有效率可达 70％～80％，现已在欧洲各国得到普遍应用。现在国内已有很多医院接受了臭氧微创注射术，如广州南方医院、北京 301 医院、福州福兴医院、深圳博爱医院、山东省立医院、淄博第一医院、胜利油田中心医院，都先后使用了进口和国产设备，做了几千例臭氧注射溶解术，取得了很好的疗效。该治疗方法较传统方法有操作方便、创伤轻微或无创伤，有效率高、恢复快、并发症少等优点，深受患者欢迎，也引起介入放射工作者的极大热情和关注。此项技术的推广应用将会使大量椎间盘突出患者接受该项技术治疗。

激光超导汽化减压术是怎么回事

微创技术中的经皮激光超导椎间盘汽化减压术也是颈椎病最佳治疗方法之一，该方法是在 X 光机的导引下，经皮穿刺至病变椎间盘中心位置，通过针芯导入光纤，并发射激光，将病变椎间盘髓核汽化，降低盘内压力，使突出的椎间盘回缩，解除对神经根压迫，达到恢复其正常生理功能的作用。

这种微创治疗颈椎病方法，能避免手术出血、神经损伤、硬脊膜损伤、腹膜后组织损伤等并发症，此外，激光治疗康复时间短，费用较低。

不过，上述方法也不可能解决颈椎病的根本，仍局限于对症治疗，即治标而不是治本。要想从根本上解决颈椎病，并获得长远疗效，就必须使用精确睡姿矫正术，即使用精确睡姿枕对颈椎生物力学结构进行根本性的深层调整和矫正，纠正颈椎变直、反弓、扭曲错位和椎间盘突出，才是最根本的方法。

✿ 射频消融术是怎么回事

椎间盘突出射频（radio frequency，RF）治疗技术是通过特定穿刺导针精确输出超高频电波，使局部组织产生局部高温，起到热凝固或使椎间盘髓核消融萎缩作用，从而治疗椎间盘突出的技术，因此又被称为"椎间盘突出射频热凝"或"椎间盘突出射频消融"。

治疗过程是在 C 型臂引导下精确定位，在数字减影下进行实时检测，直接作用在病变的椎间盘上，数据精确到 1mm 以下，全程操作可视，不会伤及周围正常的组织器官及神经，射频温度可控，确保了治疗前后的安全，不感染，不存在热损伤，微创，无痛苦。穿刺针仅有 0.7 毫米（和输液针头一样细），不开刀，无出血，术后不影响脊柱的稳定性，危险小、恢复快、见效迅速、疗效高，射频所独具的安全测试系统能测到治疗范围 1cm 内的神经，独具阻抗显示功能，能分辨出髓核纤维环、钙化点，骨质和血管，能准确计算出要去掉的体积，不伤及正常组织，靶点直接定位突出部位，精确消融突出物，解除神经根压迫或刺激，快速缓解疼痛症状，重塑纤维环，一步到位治疗腰椎间盘突出症、脊髓型颈椎病等。其属于绿色疗法，年龄适应范围广，整个治疗不用化学药品，治疗更绿色化、更人性化，对高龄患者更安全。

什么情况下适合用微创治疗

前面已经介绍了颈椎病的一些微创治疗的方法。但是一般情况下,颈椎病患者并不需要采用颈椎微创手术方法进行治疗,大部分患者都可以通过非手术方法进行治疗并能取得较为理想的效果。那么对于颈椎病来说,如诊断明确,经非手术治疗无效或有脊髓压迫症者应进行手术。在过去,均做后路椎板切除减压,但由于减压作用小疗效不佳,故有人从后路切除椎板后拉开脊髓摘除突出物,但牵拉脊髓常使症状加重,甚至造成不可恢复的截瘫。60年代起,开始进行前路椎间盘切除及椎体间植骨融合术,取得良好的效果。颈椎微创手术疗法的运用有许多注意事项,患者朋友应当慎重就医。

颈椎牵引对颈椎病有治疗作用吗

颈椎牵引是国际较为公认的治疗颈椎病的基本手段,它是多方面针对颈椎病形成的机理而达到有效治疗颈椎病的作用,具体表现在以下几个方面:

(1)通过牵引力与反牵引力之间的相互平衡,使头颈部相对固定于生理曲线状态,从而使颈椎曲线不正的现象逐渐改变,直至恢复正常;解除颈部肌肉痉挛,减少因不稳定带来的炎症反应,以减轻神经根及突出物的充血水肿。

(2)增大椎间隙及椎间孔,减轻其对神经根的压迫。有人通过牵引前后X线片的对比证明,牵引后每一椎间隙可增宽2.5～5毫米。牵引重量宜因人而异,重量过大,容易因过度牵引导致神经根或脊髓损伤。

(3)减少椎间盘内的压力,有利于已经突出的纤维组织消肿,使早期、轻型患者在突出物尚未与周围组织形成粘连时回纳,解除压迫。

（4）减轻钩椎关节骨刺对神经根及椎动脉的刺激，使炎症反应减轻。

（5）牵开重叠的小关节或被嵌顿的关节滑膜，中止颈椎的异常活动，减少或消除因过度活动所造成的刺激或摩擦，使颈椎周围组织的炎性反应受到控制，并促进炎性物质的吸收和消散。

（6）由于整个颈椎缩短，使椎动脉相对变长而扭曲于横突孔，通过牵引之后使椎动脉得以伸直，改善椎动脉的血供。

颈椎牵引的适应证：颈部肌肉疼痛导致的痉挛、颈椎退行性疾病、颈椎椎间盘突（膨）出、颈脊神经根受刺激或压迫、椎间关节囊炎、颈椎失稳症和寰枢椎半脱位等。

颈椎牵引的禁忌证：颈椎及邻近组织的肿瘤、结核或血管损害性疾病、骨髓炎或椎间盘炎、颈段风湿性关节炎、严重的颈椎失稳或椎体骨折、脊髓压迫症、突出的椎间盘破碎、急性损伤或炎症在首次治疗后症状加重、严重的骨质疏松、颈椎病术后、未控制的高血压、严重的心血管疾病。

颈椎牵引是一项简单有效的医疗技术，但是最好是去医院找有资质的医生进行操作，才能保证治疗的安全有效。

突出的颈椎间盘通过牵引治疗能回纳吗

牵引疗法是应用外力对身体某一部位或关节施加牵拉力，使其发生一定的分离，周围软组织得到适当的牵伸，从而达到治疗目的的一种方法。颈椎牵引疗法是指使用外力牵拉颈椎以达到治疗目的。它的作用主要有以下几点：①解除肌肉痉挛，使肌肉放松，缓解疼痛；②局部血液循环，促进水肿的吸收和炎症的消退，有利于损伤的软组织修复；③松解软组织粘连，牵伸挛缩的关节囊和韧带；④调整脊柱后关节的微细异常改变，使脊柱后关节嵌顿的滑膜或关节突的错位得到复位；⑤改善或恢复脊柱的正常生理弯曲;⑥使椎间孔增大,解除神经根的刺激和压迫;⑦拉大椎间隙,减轻椎间盘内压力,有利于膨出的间盘回缩以及外突的间盘回纳。

通过了解牵引治疗颈椎病(或颈椎间盘突出症)的作用机理,大家会发现它有拉大椎间隙,减轻椎间盘内压力,有利于膨出的间盘回缩以及外突的间盘回纳的作用。其实牵引能否使颈椎突出的椎间盘还原即恢复原来的正常颈椎生理曲度确实是一个颇为有争议的问题。目前的研究结果表明,突出的颈椎椎间盘并不会因为颈椎的牵引等治疗而还纳。颈椎牵引之所以能够缓解由于颈椎间盘突出问题所导致的颈椎病疼痛症状等临床问题,主要是因为颈椎牵引改善了局部的微小解剖关系,有助于尽快地消除炎症。因此,试图用采取颈椎牵引,甚至以较大重量的牵引方式来解决颈椎椎间盘突出还纳的观点是不可取的。

颈托的作用

很多颈椎病患者都带过颈托,但是不一定知道颈托的作用。仅仅是遵医嘱而行,甚至有的需要带颈托的患者,认为带颈托既不美观又不方便,于是就自己做主不带了,这是很不妥当的。那么颈托究竟有哪些作用呢? 它的作用主要有以下三个方面:

(1)限制颈部过度活动:由于各种原因,在日常生活中颈椎难免会受外界因素作用而出现超过自然生理限度的活动,如急刹车、高处跌下及意外撞击等。这在正常人均难以承受,更何况是颈椎病患者。作为颈椎病患者,任何一次超限活动都有可能引起难以挽回的不良结果,因此必须注意预防。虽然简易颈托对颈椎正常活动的限制仅为其活动量的20%,但在限制颈部遭受突然外力引起的极限活动方面则具有可靠的作用,这对脊髓型患者尤为重要。

(2)可缓解并改善椎间隙内的压力状态:我们知道,在屈颈状态下,椎间隙内压力必然升高,与此同时,变性的髓核易向后方移位而增加对后纵韧带的压力。而颈托的使用,则可以减轻这一现象的出现。而且由于颈托是不完全制动,所以颈部所需的正常活动范围有保证,患者可长时间使用。

(3)增加颈部支撑作用:在颈椎病情况下,由于椎管内外平衡失调,颈部肌肉多具有不同程度的废用性萎缩,以致肌力减弱,并易因此而引发恶性循环。在此状态下,若在颈部周围附加一种支持力量,既有利于增加颈部的肌力,又有助于颈椎病的恢复,从而有可能消除这一恶性循环。

🌸 什么情况可以使用颈托

很多人在颈椎病的治疗过程中,医生会让患者使用颈托。过去有人认为颈托的作用不大,但近年来,大量的研究发现,无论是在颈椎病的急性期还是慢性康复期,根据个人的具体病情佩戴颈托,对颈椎病的治疗和康复都是格外有益的。

颈托可以控制关节过度活动,减轻关节摩擦对神经根的进一步刺激,有利于病情缓解,使无菌性炎症得到吸取。同时还有利于颈椎错位复位后的稳定与恢复。但现在市场上的颈托种类很多,往往是医院有什么就叫患者使用什么,难以达到真正的固定颈椎的作用。那么,颈托到底有哪些种类呢?我们做了一下粗略的调研,目前市场上常用的颈托主要有以下几种。

(1)软颈托:由毛毡或类似的材料制成。颈托前部较矮,毡垫的大小适合于下颌外形,支持颏部,后部较高,达枕部,触碰时可作为提醒物,防止头部后仰,幸免颈部过伸。

(2)充气式颈托:这种颈托分为两类。一类是由软塑料制成,用时充气戴于颈部。另一类是由橡胶制成,如同弹簧,用时先戴在颈部,再

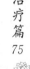

充气。充气量多少可根据每个人的颈部曲度、用途及病情而定。由于每个人的颈部尺度和轮廓都不相同,除非根据个人情况制作特定的颈托,否则就不能将颈部固定在理想的姿态上而起到预期的作用,这种颈托则填补了这个缺陷,因此较为常用。

(3)硬颈托:由硬塑料制成,有的附有金属支持器或调剂器,它的固定和限制作用较大,多用于颈部急性严重损伤,如颈椎骨折、脱位的固定。

那么通常什么情况下可以使用颈托呢? 一般来说,颈托可用于颈椎错位整复后的稳定与关节囊韧带的修复,手术植骨的愈合及颈部创面的恢复,还可以对颈椎间盘突出症、神经根型颈椎病、椎动脉、交感神经型颈椎病的急性发作期进行颈托制动。

但值得注意的是颈托作为临时性、过渡性的辅助治疗颈椎病的工具,一旦达到所需治疗目的,应及时解除,不宜长期使用。长期使用颈托可能会引起颈背肌肉萎缩与颈部关节僵硬。佩戴颈托时间较长的患者,解除固定后须要进行积极主动的颈部功能锻炼与肌肉锻炼,让肌肉与关节组织得到恢复。

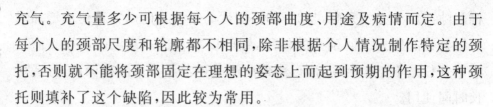

常用于治疗颈椎病的理疗有哪些

物理疗法,就是应用自然界和人工的各种物理因子,如声、光、电、热、磁等治疗和预防疾病的方法,它在颈椎病的非手术疗法中占有相当重要的地位。物理疗法可选择的种类铰多,可根据颈椎病的不同类型、不同时期,采用不同的物理疗法。理疗的作用有:消除神经根及关节囊、韧带等周围软组织的炎性水肿(如透热、直流电、超声波等);改善脊髓、神经根及颈部的血液供应和营养状态(如透热、直流电、低频脉冲等);缓解颈部肌肉痉挛(如温热疗法、超声波等);延缓或减轻椎间关节、关节囊、韧带的钙化和骨化(如醋离子导入、超声波等);增强肌肉力量,改善小关节功能(如感应电、低频脉冲等)。

常用治疗颈椎病的物理疗法有:

(1)离子导入疗法:是一种利用直流电场作用和电荷同性相斥、异性相吸的特性,将各种中、西药物(普鲁卡因、碘化钾、威灵仙、醋等)作用于颈部的物理疗法。该疗法一般每日 1 次,每次 15～20 分钟,15～20 次为 1 个疗程。

(2)中药电熨疗法:是一种在以祛风散寒、活血通经为主的中药热敷基础上,再叠加直流电或低频脉冲电流的方法。它兼有中药熏蒸、温热疗法和低频电疗法的共同治疗作用,所以有较好的止痛、消炎、改善神经、关节和肌肉功能的治疗效果,对神经根型、颈型颈椎病效果明显。每日治疗 1 次,每次 15～30 分钟,15～20 次为 1 个疗程。

(3)间动电流疗法:将电极置于颈和肩、臂痛点处,使用间升或疏密波对症止痛;置于颈交感神经节处,使用密波,对椎动脉型及有交感神经症状的效果较好。

(4)感应电疗法:以脉冲方式或配以离子导入等方法作用于颈背部肌肉,提高肌张力,加强肌力,可使长期、反复发作所致颈背肌力减弱的患者得到恢复。

(5)超刺激疗法:以波宽 2 毫秒,频率约 100 赫兹的方形波,用患者可耐受的最大电流作用于颈椎部位的方法。其作用类似间动电流,因电流强度刺激性大,故止痛、活血效果明显而迅速。

(6)高频电疗法:目前常用的有超短波、短波、微波等方法。利用深部电热作用改善椎管、椎间孔、横突孔内的脊髓、神经根、椎动脉等组织的血液供应,以利于受刺激、压迫的脊髓、神经根、椎动脉等组织恢复,对脊髓型和椎动脉型疗效较好。

(7)超声波疗法:在温热疗法的基础上,用接触移动法,将超声波探头作用于颈后及两侧颈部,对颈型和脊髓型有效。

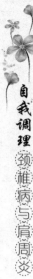

如何选择家用颈椎治疗仪

家用颈椎治疗仪是家用理疗仪的一种，家用理疗仪是指在家通过物理治疗的方法来治疗一些常见疾病的仪器，主要是通过将物理因子作用于人体，使病变组织或者整体好转的仪器，人类常见的骨关节炎和软组织炎症，包括鼻炎、咽炎、妇科炎症、前列腺炎、关节炎、腰椎病、颈椎病等都可以通过物理治疗来实现理想疗效，而且远离药物的毒副作用，使人类免受药物带来的脏器功能受损，是国际卫生组织 WHO 倡导的 21 世纪健康方法，在西方国家已经成为许多慢性病的康复和预防的重要手段。大致包括热疗仪和电疗仪两类：

（1）热疗仪

很多疾病包括骨性关节炎和人体浅表组织的炎症，主要原因是由于循环障碍，使得人体组织发生非细菌性炎症，包括水肿、增生、脓肿等，这些疾病最佳的方法就是通过改善血液循环来促进炎症吸收和修复受损的组织细胞，继而达到消炎、消肿和除痛的疗效。但是热疗仪根据其作用程度的差异，疗效差异也非常大，红外线治疗仪是经济实惠的仪器，是缓和疾病的发展和促使疾病好转的最普及的仪器。家用微波治疗仪由于在改善血液循环的深度和强度上比红外线理疗仪有很大改善，而且对炎症，尤其是浅表性炎症治愈率高，得到了很多患者和医生的认可，由于此类仪器安全性的大大提高和微波管子的成本降低，加上脉冲微波技术的发展，进入家庭并且治疗一些陈旧性炎症，摆脱疾病和药物对人体的影响已经成为现实。

（2）电疗仪

电疗仪是将电作用于人体，使人体的肌肉、神经以及血液产生一定的作用，促进人体脏器和组织产生作用，也是现在物理治疗的手段，干扰电治疗仪、高电位治疗仪等电疗仪也对一些慢性疾病的康复提供了机会。

疼痛治疗可以治疗颈椎病吗

　　疼痛是一种非常痛苦的自我感受,几乎每个人都有过疼痛的感觉。世界卫生组织(WHO,1979 年)与国际疼痛研究协会(IASP,1986 年)对疼痛的定义为:疼痛是组织损伤或潜在组织损伤所引起的不愉快感觉和情感体验。疼痛是一种主观症状,但是疼痛却困扰着越来越多的人。疼痛的种类很多,按照部位来划分主要有头痛、面颌部疼痛、颈肩及上肢痛、胸腹部疼痛、腰及下肢疼痛等。疼痛对人体的影响比较广泛,涉及各个系统,其中骨关节疾病如颈椎病、肩周炎、腰椎间盘突出症等疾病引起的疼痛严重影响患者的生活质量。颈椎患者的疼痛主要是因为颈椎骨质增生、韧带钙化或椎间盘突出、膨出等退行性变压迫或刺激了邻近的脊髓、神经根、血管及软组织而产生的一系列的疼痛症状。

　　不同类型颈椎病的临床表现各异:①颈型颈椎病常表现为颈部疼痛,酸胀及沉重不适感,有时向枕部及肩背部放射。②神经根型颈椎病主要表现为一侧颈、肩上肢反复发作的疼痛、麻木,仰头、咳嗽时症状加重,手指麻木,活动不灵,精细动作困难,可有受累神经支配区域的肌肉萎缩。③脊髓型颈椎病:表现为自远端至近端发展的四肢麻木、无力、双腿发紧、跛行、步态笨拙、束胸感等;一般先由下肢发病渐至上肢,后期可出现大小便功能障碍。④椎动脉型颈椎病:主要表现为头颈活动时容易造成椎-基底动脉供血不足而产生头痛、头晕、视觉障碍、耳鸣等;患者在突然转头时可能发生猝倒危险。⑤交感型颈椎病:由于颈椎突出物刺激了颈部的交感神经,产生了自主神经功能紊乱的症状,表现为颈肩部深处弥散的钝痛,同时伴有眩晕、头痛、上肢发凉、发绀、水肿、皮肤变薄、汗腺分泌异常等。

　　疼痛治疗的方法有很多,包括药物疗法、物理疗法、心理疗法、针灸疗法、穴位封闭疗法等,但是主要的治疗方法是神经阻滞治疗。神经阻滞治疗主要作用有:通过阻滞交感神经,使血管扩张、减轻水肿来缓解内脏和血管性疼痛;通过阻滞感觉神经,抑制感觉神经刺激,阻断疼痛传导;通过阻滞运动神经,使肌肉迟缓或运动麻痹。对于颈椎病患者来说,采用神经阻滞治疗是有效的治疗手段之一,但是,并不是所有类型的颈椎病患者都适合做该治疗。神经阻滞治疗主要适用于颈型颈椎病、神经根型颈椎病、脊髓型颈椎病,其他类型颈椎病应视病情而定是否采用该方法治疗。

❀ 封闭疗法可以治疗颈椎病吗

很多患者对封闭疗法存在很严重的偏见,认为得病了不能打封闭,担心封闭药物里面又有激素又有麻药对身体不好。其实这种担心真的是没有必要。在颈椎病的治疗中封闭疗法是一种既常用又有效的方法。那么封闭疗法究竟是怎么回事呢?封闭疗法通常指用不同剂量和不同浓度的局部麻醉药,如普鲁卡因、利多卡因等注入组织内,利用其局部麻醉作用减少局部病变对中枢的刺激并改善局部营养,达到消炎止痛的效果,从而促进疾病痊愈的一种治疗方法。封闭疗法治疗颈椎病具有独特的优点,多数患者不需住院,痛苦少、花费少、不破坏正常颈椎解剖结构,是一种非手术疗法,并且只要使用得当,症状缓解会非常明显,而且安全可靠。颈椎病封闭疗法,其主要作用是阻滞神经传导,如选用较高浓度的普鲁卡因等局部麻醉剂及丹参注射液等活血药物,将其注入支配病变区域的神经周围,则可阻断由病灶刺激所产生的病理冲动传入中枢神经系统,从而减缓乃至消除疼痛等临床症状,并使中枢神经的功能保持正常。另外一些封闭用的药物,除了具有阻滞传导的作用外,尚能对神经产生一种良性刺激,即通过神经对血液循环及淋巴回流等过程的影响,改善病变部位的组织代谢和营养状况,以减轻局部肿胀等炎性病变及其他的病理变化。如反复多次进行封闭,也可获得积累性治疗效果。

封闭疗法适用于全身各部位的肌肉、韧带、筋膜、腱鞘、滑膜的急慢性损伤或退行性病变，亦适用于骨关节病。但也要注意不是所有的疾病都适合封闭疗法，它也有其禁忌证，如患有严重肝脏疾病、晚期的脓毒血症及败血症、四肢深部、盆腔、纵隔等处静脉炎、肿瘤及结核病等，禁用病灶局部的封闭治疗。

另外，封闭疗法的注意事项：①有普鲁卡因过敏史者，在使用磺胺类药物治疗期间，封闭液可选用利多卡因。②年老体弱或一般情况不佳者慎用。③操作者一定要严格遵守无菌操作。④注射麻醉药液前应先抽吸，遇回血即改变部位或方向，且注射应缓慢，随时观察患者情况，如有不良反应，应立即停止。⑤治疗期间若有头晕，心悸等不适症状，停止注射后嘱患者平卧休息，一般可自行缓解。若反应较大，如出现恶心、呕吐、胸闷、痉挛、呼吸困难、昏迷、惊厥等，应立即进行抢救，呼吸衰竭者行人工呼吸和氧气吸入。所以施用封闭疗法治疗疾病时一定要确保患者安全的状况下进行。

通过口服药物治疗颈椎病的原理

以前一提到颈椎病的治疗，多数患者就会想到牵引、按摩、贴膏药、做理疗，实在不行就做手术。很少有人会想到能够通过口服药物进行治疗。近年来由于各种药物广告的宣传，人们才渐渐了解口服药物也能治疗颈椎病。那么口服药物是通过什么原理来治疗颈椎病的呢？下面我们就从现代医学角度为大家介绍一下口服药治疗颈椎病的机理：①对于椎动脉型颈椎病患者来说，其血液黏稠度较正常人明显高，血流动力学和血液流变学的异常是颈椎病发生的重要病理机制。而通过口服药物可以降低椎动脉型颈椎病患者血浆内皮素水平及增加一氧化氮浓度，降低全血及血浆粘度，提高红细胞变形能力，改善微循环；另外亦可以调节前列环素和血栓素 A_2 的浓度,产生抗血小板聚集和抗血栓形成的作用以缓解患者椎-基底动脉供血不足的症状,改善血液流变学指标。②血管活性物质(ET)是一种具有强烈缩血管作用的生物活性多肽,是机体在严重缺氧时产生和分泌的一种致损伤因子。而脊髓型颈椎病患者血中 ET 较正常人高,通过口服药物可使脊髓型颈椎病患者脊髓病变部位的微循环血流量增加,降低患者血 ET 值,阻断了脊髓缺血缺氧—水肿—加重压迫—脊髓缺血缺氧的恶性循环,从而改善脊髓型颈椎病患者的症状。③颈椎病的发病与患者机体自由基损伤也密切相关,口服药物可以通过机体内增加超氧化物歧化酶活性,从而发挥清除体内氧自由基的作用,起到治疗颈椎病的目的。

口服药物适用于肝肾功能正常、无脑血管、心脏等疾病或初期症状较轻的颈椎病患者,另外服药期间要严格遵循医师的指导,防止出现不良反应。

口服中药治疗颈椎病疗效确切吗

喝中药能不能治疗颈椎病,这是临床上很多颈椎病患者经常提出的问题。口服中药虽不能立刻改变已发生退行性改变的颈椎结构,但其在缓解各种颈椎病引起的临床症状方面确实有独特的疗效,是治疗颈椎病常用的、有效的方法。中医认为,颈椎病的形成主要是由于机体肝肾不足,气血亏虚,气虚则血运无力,久则血瘀;血瘀则筋脉失畅,肌肉筋脉失养而致颈部韧带退变钙化,加之风、寒、痰湿等外邪内侵。临床上常用具有益气活血、通络止痛作用的葛根、白芍、川芎、甘草、当归、黄芪等中药加减成方治疗颈椎病,既可补虚,又可祛邪,达到标本兼治之目的。现代研究发现,中药在改善颈椎病患者血流动力学,降低体内血管活性物质,抗自由基的损伤,对抗炎性介质,调节椎间盘细胞外间质等方面具有显著效果,能使椎动脉恢复正常供血,从而使椎-基底动脉系统缺血所引起的症状和体征减轻或消失。

中医临床与现代医学的充分结合，揭示了中药疗法在颈椎病治疗过程中客观的内在规律，但日前仍以验方的治疗作用居多。所以，中药治疗颈椎病的疗效是肯定的。

外用药物可以治愈颈椎病吗

对外用药物究竟能不能彻底治愈颈椎病这个问题，很多患者都没有一个明确的认识。有的人认为外敷药很管用，脖子不舒服贴两贴膏药或抹点药膏喷点药水很快就好。也有的人认为治疗颈椎病使用外用的药物不论是中药还是西药都不能除病根，只是缓解缓解症状罢了。那么哪种说法更合理呢？外用药物究竟能不能治愈颈椎病呢？我认为应当分不同情况来看待。首先应该肯定的是外用药物对颈椎病是有很好的治疗和辅助治疗作用的。尤其对于颈型颈椎病和疾病初期症状较轻的颈椎病的治疗作用非常明显。但是对于一些严重的颈椎病，其治疗作用就非常有限了。这是为什么呢？这就要从其治疗原理来分析了。

颈椎病的病损在于筋与骨，多为感受风、湿、寒、挫闪、瘀血等邪气导致颈椎局部经络不通，不通则痛，而发为此病。运用外用的药物不论是中药还是西药贴服治疗颈椎病，都主要是通过药物达到改善颈部微循环，松解粘连组织，解除颈部周围肌肉痉挛的作用，补充椎间盘的营养成分和氧分，加强了经络疏通，促进了椎间隙无菌性炎症、水肿的消散，从而缓解对神经根的刺激、压迫，起到治疗作用。当然以上主要针对的是颈型颈椎病或疾病初期症状较轻的颈椎病患者，而对于脊髓型颈椎病或颈椎病症状较严重的患者，外用药物贴服就不能起到理想的治疗效果了，这需要在医师的指导下，选择其他的治疗方式进行治疗了。

中医将颈椎病归属为"骨痹"范畴，明代王肯堂在《证治准绳》中指出，痹症之病因"有风、湿、寒、挫闪、瘀血、滞气、痰积等"，皆为标也。肾藏精，主骨，肝藏血，主筋，颈椎病的病损在于筋与骨。而现代人多贪凉怕热，故多用空调且多贪冷饮；又多伏案工作，必致风寒湿邪乘虚侵袭而发为项痹。临床选用具有活血化瘀、行气止痛功效的通络药物如川芎、丹参、乳香、没药、红花等；具有祛风除寒湿作用的如独活、威灵仙、川乌、草乌等；桂枝、防风、羌活、细辛、白芷、葛根同为解表药，可解表祛风，桂枝可通经络，防风、羌活解表胜湿止痛，细辛、白芷祛风止痛，葛根长于缓解外邪郁阻，经气不利，筋脉失养所致的项背强痛；当归补虚活血止痛；地龙散结通络止痛；通过这些药物的局部作用，达到疏通经络，祛风散寒，滋补肝肾，解表止痛，使颈椎局部疼痛有所缓解，经络得以疏通，通则不痛，从而起到治疗作用。现代医学认为中药外敷可通过扩张项部局部血管，改善项部微循环，具有松解粘连组织，解除机体颈部周围肌肉痉挛的作用，补充椎间盘的营养成分和氧分，加强疏通经络，促进椎间隙无菌性炎症、水肿的消散，从而缓解了对神经根的刺激、压迫，同时，因外用中药经过了熬制或膏制，充分利用其药物特性，直接敷贴患处，使药物可渗透皮肤，直达病所而有效，操作简单，携带方便，经济实用。

🌼 中医外敷疗法治疗颈椎病

所谓的中医外敷疗法是指运用中医辨证论治原理把配伍好的中药制成各种外用制剂，比如膏药、散剂、油膏剂等贴敷于治疗部位的方法。中医外敷疗法中运用大量的活血化瘀及通经止痛类的中药，可以有效地改善患者的临床症状。对于颈椎病而言，外敷疗法是大家经常选用治疗方法之一。治疗应当根据颈椎病的中医辨证分型选药、组方才能获得良好的疗效。根据中医的辨证论治，颈椎病常可分为以下几种类型：

（1）寒湿阻络型（常见于颈椎病颈型和神经根型）：头痛或后枕部疼痛，颈僵，转侧不利，一侧或两侧肩臂及手指酸胀痛麻；头疼牵涉至上背痛，肌肤冷湿，畏寒喜热，颈椎旁可触及软组织肿胀结节。舌淡红，苔薄白，脉细弦。治疗时应当注意选择以温经活血，祛寒除湿，通络止痛为主要功效的方剂和药物。

（2）气阴两虚夹瘀型（本型常见于椎动脉型和交感神经型颈椎病）：眩晕反复发作，甚者一日数十次，即使卧床亦视物旋转，伴恶心，呕吐，身软乏力，行走失稳，或心悸气短，烦躁易怒，咽干口苦，眠差多梦等。舌红、苔薄白或微黄而干，或舌面光剥无苔，舌下静脉胀大。脉沉细而数，或弦数。治疗时宜选择具备益气养阴、安神醒脑，调和气血功效的方剂及药物。

（3）脾肾阳虚夹瘀型（本型常见于脊髓型颈椎病手术后遗症或久治不愈者）：四肢不完全瘫痪（硬瘫或软瘫），大小便失禁，畏寒喜暖，饮食正常或纳差。舌淡红，苔薄白或微腻，脉沉细弦，或沉细弱。治疗时应当注意选择具备补肾健脾，温经和阳，强筋健骨的方剂和药物。

大家可以根据自己的实际情况，选择好药物，制作成膏药、散剂、油膏等各种剂型使用，也可以将选好的药物直接封在棉布袋里在火上或蒸或煮之后趁热敷在患处。一天一次，七天一个疗程。注意外敷部位皮肤有破损的或对所用药物有过敏的患者不可进行这种治疗。如用热敷注意要防止烫伤。

中医外科膏药是运用中药归经原则，通过药物互相协调为用的效能，组成多味药物的大复方，以发挥药物的良好效果。由于膏药用于肌表薄贴，所以膏药中取气味具厚的药物，并加以引药率领群药，开结行滞直达病所。因此可透入皮肤产生消炎，止痛，活血化瘀，通经走络，开窍透骨，祛风散寒等功效。贴于体表的膏药刺激神经末梢，通过反射，

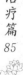

扩张血管,促进局部血液循环,改善周围组织营养,达到消肿、消炎和镇痛的目的。同时药物在患处通过皮肤渗透达皮下组织,在局部产生药物浓度的相对优势,从而发挥较强的药理作用。此外,因膏药中有些刺激性强的药物,强刺激通过神经反射,可以调节机体功能促进抗体形成,提高人体免疫力。药物穿通皮肤及黏膜后,经过血管或淋巴管进入体循环,也可产生全身性药物作用。因此利用外敷膏药治疗颈椎病并不是仅仅局部作用和止痛,而是全身内外共同作用,亦能收到标本兼治的效果。

目前市场上治疗颈椎病的膏药种类繁多,各有侧重,既有中药类的,又有西药类的,还有不利用任何药物仅仅进行温热或其他形式的物理刺激来治病的膏药。这些不同种类的膏药,治疗原理不同,药物组成成分不同,所治疗的疾病也有差异。同样是颈椎病,不同症状需要选择不同的膏药针对性治疗,这样效果才会明显。比如说新得的颈椎病,感受风寒湿气就会加重的,在选择膏药时就要选择以散风祛湿为主要作用的膏药进行治疗。而常年患颈椎病以肢体疼痛为主要症状的患者,治疗时就应当选用通经除痹,活血化瘀为主要作用的膏药。因此说选择膏药的科学方法是对症选择,并非根据价格或者品牌来选。建议大家在选择使用时一方面是在医师的指导下选择,或者详细看一下要选择膏药的说明书,并将上面的主治内容和作用原理和自己的疾病认真对照,不要随便买一个就用。

颈椎病患者膏药的正确贴敷疗法

很多患者在得了颈椎病后自己选择相应的膏药进行贴敷治疗,可是疗效不好,很纳闷为什么别人这样治疗有效果,我这样治疗就收效甚微呢?这个可能存在多方面的原因,比如病情轻重不一样、选择的膏药不对症等。还有一个常见的原因是贴膏药的方法不正确。一般来讲膏药正确的贴敷方法是这样的：在贴膏药之前，先用热毛巾将疼痛处或要贴膏药的部位洗净、擦干，再将药贴于疼痛部位或相关部位，抚平按实即可。天气寒冷时，可将膏药贴好后再用热水袋热敷一下，以便使膏体迅速软化，增加治疗效果。使用外敷膏药治疗颈椎病常在颈椎正中发髻以下位置一贴；肩部痛处一贴，哪边疼痛酸沉贴哪边，两边肩膀都有症状就贴在两侧疼痛部位；疼痛位置较多可根据症状灵活掌握，哪里疼痛就贴在哪里。颈椎病病变多发于 4、5、6 椎体之间，患者可有头痛头晕，手指麻木肩膀酸沉，颈椎虽然不痛但一定要贴一张，因为病源在此。此外还有一点需要注意就是贴敷时一定要将要贴敷的部位皮肤拉展。比如说在颈后部贴膏药时，就要适当低头，在这个姿势下贴敷，第一贴好后膏药不会对颈椎的活动产生特别明显的影响，第二在低头时膏药不会崩开影响疗效。此外还需要注意，如果在贴敷过程中出现皮损、皮肤瘙痒、起疹子等过敏现象时就必须停止使用该种疗法，并进行相应处理。

肌效贴对颈椎病有治疗作用吗

肌效贴全称叫做肌组织效应贴布，是一种弹力胶布（见图 15）。近

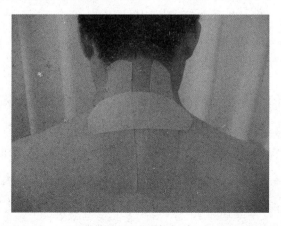

图 15　肌效贴

几年在运动损伤的治疗领域应用越来越广泛。目前因为一般医院很少使用,很多人都对这种贴布不十分了解,甚至大多数人既没有听说也没用使用过这一类东西。如果大家喜欢看体育比赛的话,您可能会看到这样的场面,某些运动员在比赛中受伤了还没有完全恢复,带伤参加比赛,在他的受伤部位的周围按一定走向贴了几条彩色的胶布。

肌效贴能在一定程度上对损伤的软组织起到支撑保护和促进其修复的作用,又能尽量减少对运动员肢体活动功能的影响。肌效贴的功能很多,主要有缓解疼痛、改善循环、消除水肿、促进软组织修复、支撑组织形态、矫正不良姿势和动作形态。其原理主要是由于肌效贴有较好的弹力,因此当按照一定方向和拉力贴敷在身体表面时,能够对皮肤产生一定的刺激和影响,诱导淋巴回流和局部内环境的改善。同时其弹力可以部分代替相应肌肉组织的功能,使损伤的肌肉得到一定休息,并且有助于维持支撑身体的良性姿态。从而改善人体静态和动态时的肌肉功能状态。从而达到治疗各种运动系统疾病的作用。从目前的发展情况来看该疗法由于其方便、安全、操作简单、易于被患者接受、疗效较好,因此越来越受到重视,应用范围也逐渐扩大。就颈椎病而言,从我个人实际应用的情况来看,只要贴敷方法正确合理,疗效还是不错的,基本上各个类型的颈椎病都可以使用。

🌸 如何应用肌效贴来防治颈椎病

上一节我们介绍了肌效贴的治疗疾病的机理,也谈到了用它治疗疾病安全、可靠、操作简单,适合于各类型的颈椎病的治疗。那么我们如果患了颈椎病可不可以自己利用这种疗法进行治疗呢? 当然可以。这种治疗方法有它自己的名字叫做"软组织贴扎术"。大家感兴趣的话可以从网上查阅相关的技术。如果想给自己进行贴扎治疗颈椎病的话,我建议先从简单的贴扎方法和简单的疾病入手。因为颈椎病很复杂,使用贴扎疗法需要具备一定的医学知识,如解剖学、诊断学等。治疗时看似简单,几条弹力胶布贴几道就完事了,其实里面大有学问。当然,简单的疾病我们完全可以试着摸索着贴,毕竟这种疗法很安全。因此我建议如果您患的是颈型颈椎病的话,你可以按以下步骤贴贴试试。如果是其他类型颈椎病的话,应当去医院请专业人员治疗。首先说一说注意事项。一般来讲需要粘贴的部位有皮肤病或有皮肤破损的情况不能粘贴;对肌效应贴布过敏的患者不能进行该疗法治疗;一般一次贴敷治疗可保持两天,贴敷期间不易洗澡和做剧烈运动。下面讲一下贴敷方法。第一步,先将要贴敷的部位清理干净,必要时去除部分毛发。第二步,按照要贴敷的部位大小选择相适应宽度的肌效应贴补,并按需要剪裁好。第三步,轻微向前屈颈并将肌效应贴好。此种贴敷方法适应于一般的颈型颈椎病,大多数患者照此体敷,颈部的酸痛都会得到相应缓解。并且贴敷治疗过程中不影响正常的工作休息。

❀ 针刺治疗颈椎病的优势

颈椎病是临床上一种常见病、多发病,针刺也是治疗颈椎病的常用治法。那么有人就会问到,针刺治疗颈椎病到底有哪些优势呢?首先,针刺治疗颈椎较单一口服药物治疗的方法多,主要包括单纯针刺疗法、电针疗法、刺络拔罐法、穴位注射、针刺配合物理疗法、小针刀等,通过针刺起到补益肝肾,疏通局部经络,活血散瘀的作用,达到缓解临床症状的目的;其次,针刺作为一种绿色疗法,与手术、西药疗法等疗法相比具有安全、无毒副的作用。口服西药治疗颈椎病,虽然也能缓解患者临床疼痛、麻木等不适症状,但存在药物的毒副作用,甚至是有些患者对药物存在过敏反应,这就很大地局限了治疗范围。另外手术不一定能完全解除患者痛苦,而且也存在很大的风险。而针刺与其相比就大大地减少了这种风险,且不存在药物的毒副作用;最后,针刺疗法简单易

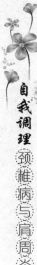
行、经济实用。对医生来讲，一旦患者确诊为颈椎病，那针刺疗法操作起来简单、方便，患者也容易接受。另外，对患者来说，针刺治疗与西药相比，价格也相对较低，经济实用，亦能被大多数患者认可。

常用的治疗颈椎病的穴位

无论是针灸推拿还是点穴拔罐都离不开穴位，中医对颈椎的保健和治疗也经常用到相关的穴位，那么治疗颈椎病常用的穴位有哪些呢？一般说来分为两大部分，一部分在颈椎及颈椎周围的局部，一部分在四肢或其他远离颈椎的地方。

(1)颈椎周围常用的穴位

百会：在头部，当前发际正中直上五5寸。

玉枕：后发际正中直上 2.5 寸。

风府：在项部，当后发际正中直上 1 寸，枕外隆凸直下，两侧斜方肌之间凹陷中。

哑门：在项部，当后发际正中直上 0.5 寸，第一颈椎下。

风池：胸锁乳突肌与斜方肌之间的凹陷中，平风府穴处。

完骨：乳突后下方凹下中。

翳风：在耳垂后方，当乳突与下颌角之间的凹陷处。

率谷：在耳尖直上入发际 1.5 寸。

百劳：在颈部，当大椎穴直上 2 寸，后正中线旁开 1 寸。

大椎：在后正中线上，第七颈椎棘突下凹陷中。

大杼：第一胸椎棘突下，旁开 1.5 寸。

肩井：大椎穴与肩峰连线的中点。

天髎：在肩胛部，肩井与曲垣连线的中点，当肩胛骨上角凹陷处。

天宗：在肩胛部，当冈下窝中央凹陷处。

巨骨：在肩上部，当锁骨肩峰端与肩胛冈之间凹陷处。

缺盆:锁骨上窝中央,前正中线旁开 4 寸。

(2)四肢或其他远离颈椎部位的常用穴位

合谷:在手背,第一二掌骨之间,当第二掌骨桡侧的中点处。

外关:在前臂背侧,当阳池与肘尖的连线上,腕背横纹上 2 寸,尺骨与桡骨之间。

养老:在前臂背面尺侧,当尺骨茎突桡侧骨缝凹陷中。

中渚:在手背部,当第四掌指关节后,第四五掌骨之间凹陷处。

后溪:在手掌尺侧,当第五掌指关节后的远侧掌横纹头赤白肉际处。

绝骨:外踝高点上 3 寸。

太冲:足背,第一二跖骨结合部之前凹陷中。

太溪:内踝高点与跟腱之间凹陷中。

足三里:犊鼻穴下 3 寸,胫骨前缘外一横指处。

阳陵泉:腓骨小头前下方凹陷中。

三阴交:内踝高点上 3 寸,胫骨内侧面后缘。

此外还有一个特殊的治疗点"阿是穴",就是与疾病相关的压痛点。

❀ 小针刀能治疗颈椎病吗

针刀疗法又称小针刀疗法,是指以针刀为工具,结合中医针灸理论与现代外科手术操作方法,参照生物力学、生理学、解剖学及人体电生理线路等学说,用于临床治疗疾病。

小针刀疗法所采用的针刀是一种融合中医针灸用针与手术刀功能的新型医疗器械,外观具有针和刀的双重特性。基本形状与针灸针类似而略粗,前端针尖部位为一扁平刀刃,宽 0.8 毫米。针刀既可以像针灸用针一样刺进体内达到针灸的效果,又能在体内起到切割、剥离、松解等手术刀功能。

小针刀疗法通过运用针刀在各类慢性颈椎病的软组织病变部位对粘连、疤痕、挛缩进行闭合性松解分离；通过松解组织粘连、消除硬结条索、减轻组织压力、改善血液循环、促进炎症消退、加快水肿吸收、解除血管神经卡压，实现治疗颈椎病的目的。

小针刀治疗颈椎、腰椎疾病的关键在于松解颈椎周围病变的软组织，在治疗中除了针刀本身的作用，医生的经验和手法也会在很大程度上影响治疗效果。针刀疗法对颈椎病的治疗效果中，针刀的功用占70％，而手法整脊、适当用药则占30％，一名合格的针刀医师必须精通中医经络理论和手术操作方法，才能有效运用针刀对病变部位进行整体松解，才能达到有效的治疗效果。

❀ 如何通过按压耳穴治疗颈椎病

耳穴就是分布于耳郭上的腧穴，它可以有效地反映人体内脏或躯体的健康状况，通常情况下耳郭的一定部位出现局部反应，如压痛、结节、变色、导电性等，可以作为诊断疾病的参考，或刺激这些反应点（耳穴）来防治各类疾病。耳穴的分布如母体内倒置之胎儿，头部朝下，臀部朝上。首先通过观察和触诊耳郭部的颈椎穴以及耳穴中对应的头颈部的位置，推断健康情况，同时可根据不同症状进行辨证取穴。在耳郭部找到相应的部位，通过毫针法、埋针法等耳穴针刺法，放血法、割治敷药法等耳穴割治法，耳穴按摩法及压豆法等耳穴贴压法刺激组方所用的耳穴穴位，起到治疗作用。但在日常生活中最简便、最常用、效果也较好的就是耳穴按摩法和压豆法。耳穴按压法可以双手的拇指和食指指腹部用力按压耳部的颈穴、颈椎穴、枕穴及外耳穴，如图 16 所示。疼痛感觉以患者自己能够忍受为度，主要手法以捻按和牵拉手法为主，每捻按 5 次，配合牵拉 3 秒钟，整个过程持续 1 分钟，以耳部出现胀热感为宜，按压次数不限，但每天不应少于 10 次。由于耳部皮肤较薄，按摩力度不宜过猛过大。压豆法所用穴位亦如图所示,采用医用胶布把王不留行子或者磁珠贴在所选穴位上,一日按压 3～5 次,3 日更换一次胶布。注意在贴耳豆时,保持耳部皮肤清洁,先用 75% 酒精棉球擦拭耳穴,再用消毒干棉球擦干。

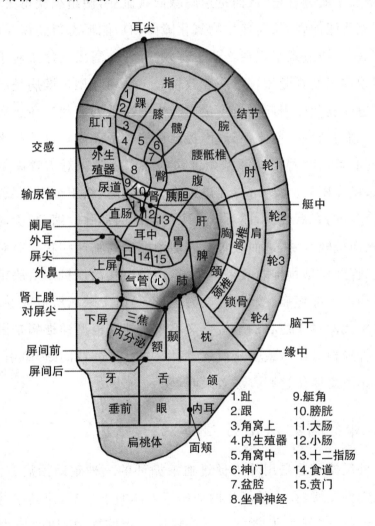

1.趾
2.跟
3.角窝上
4.内生殖器
5.角窝中
6.神门
7.盆腔
8.坐骨神经
9.艇角
10.膀胱
11.大肠
12.小肠
13.十二指肠
14.食道
15.贲门

图 16　耳穴定位示意图

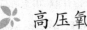 高压氧疗法治疗颈椎病

高压氧疗法是指在高于大气压的环境中吸氧,增加了血中物理溶解氧,增加了血氧含量,从而迅速解除低氧血症,使组织获得大量氧气。机体有氧代谢加强,从而使生物氧化障碍和功能形态得到恢复和改善。对治疗缺氧、缺血致组织损伤非常有效。因此,高压氧疗法对于治疗椎动脉型颈椎病及脊髓型颈椎病疗效较好。椎动脉型颈椎病是因为椎动脉受压迫或刺激而引起供血不足所产生的一系列症状。高压氧使颈内动脉系统血管收缩、血流下降,因提高血氧含量而使缺氧性脑水肿得到缓解,同时可以改善椎动脉型颈椎病的临床症状。对于脊髓型颈椎病的患者,做高压氧治疗,可以促进细胞有氧代谢,纠正细胞缺氧,使细胞能进行充分的有氧代谢,还可以使水肿部位的动脉收缩,减少局部的血容量,从而减轻水肿,进而改善脊髓型颈椎病的临床症状。而对于颈型颈椎病、神经根型颈椎病效果不明显,这是由其治疗机制所决定的。颈型颈椎病以颈部疼痛、酸胀、僵硬为主,不是由于缺氧所造成的,所以通过改善氧代谢对于症状的缓解意义不大。神经根型颈椎病是因单侧或双侧脊神经根受刺激或受压所致,而以头颈持续(或间断)牵引、颈围制动及纠正不良体位这些方法效果明显。

体外反搏疗法治疗颈椎病

体外反搏疗法是用外力促进血液循环的一种辅助治病方法,它是一种无创性反搏,在心脏舒张期加压于人体的下半身,使其中的血液反搏回主动脉,使舒张压增高。当心脏进入收缩期,施加的压力突然解除,动脉压骤减,使心脏收缩期面临的阻力(即心脏的后负荷)减低,从而达到反搏的血流动力学效果。另外,体外反搏还起到降低血液黏度

和抗自由基的作用,这些都有利于缺血性脑血管病恢复。这种疗法不仅可迫使血液返回主动脉,以提高主动脉舒张压,使脑供血动脉压也随之增高。同时,还可增加回心血量和心输出量,使脑灌注始终保持在一个较高的水平上,脑组织在收缩期和舒张期都可得到较多血供,改善脑组织缺血缺氧,改善脑组织代谢,促进脑细胞功能恢复,从而达到治疗椎动脉型颈椎病的目的。治疗时应注意检查患者,若有尚未结痂的溃疡或压疮,则应加以隔离保护后再进行治疗,若有出血伤口则应暂缓治疗,不得在静脉输液处侧肢体使用。此疗法对于其他型颈椎病效果不明显。

整脊疗法对颈椎病的治疗作用

整脊疗法又称"脊柱(定点)旋转复位法",是以分筋弹拨、按压疏理等整复手法作用于脊椎背臀,以促进督脉气血和畅,使病椎恢复正常,从而治疗脊椎伤损等疾病的一种方法。整脊疗法很早就为医家所应用。清代《医宗金鉴·正骨心法要旨》对损伤性脊椎病变的病因、临床表现及整复手法等已有较明确的载述。近代以来,整脊疗法的治疗范围有所扩大,不仅对颈椎、腰椎棘突偏歪等伤骨科疾病有较好疗效,而且还可广泛应用于由脊椎病变引起的某些内科疾病。

那么整脊疗法治疗颈椎病的作用机理是什么呢?通过脊椎(定点)旋转复位手法的治疗,可促使患者椎间隙及纤维环、椎间韧带发生旋转、牵拉,从而对突出的髓核产生周边压力,使突出物易于回纳;通过拨正偏歪棘突,椎体关节得以恢复正常(或代偿性)的解剖位置,使之与周围肌肉群相适应(即古医籍所称"骨合缝"、"筋入槽"),解除关节囊、黄韧带对神经根的压迫,改善椎动脉血流。此外,对合并小关节僵硬者施以旋转手法,还能松解粘连,增加活动范围,缓解疼痛,从而达到治疗颈椎病的目的。

通过上面的介绍我想大家一定已经了解了整脊疗法治疗颈椎病的

原理,那么是不是所有的颈椎病都可以通过整脊疗法治疗呢?不是这样的,整脊疗法虽然好但也有其禁忌证和注意事项。那么整脊疗法治疗颈椎病的注意事项和禁忌证有哪些呢? 禁忌证:年老体弱者,妊娠或月经期妇女,伴有急性感染性疾病或严重心肺肝肾等器质性疾患、肿瘤及骨结核等患者,即使术者手法极其娴熟,也慎用整复手法。注意事项:①病椎定位准确是获效的前提,熟练的整复手法则是提高疗效的关键。检查病椎定位不准或疏漏,偏歪棘突方向判断错误,均可使疗效不显,甚至加重病情。整复手法必须准确,用力柔和,切忌粗暴。②治疗时一次整复不能拨正偏歪棘突,不宜连续施治,可以配合分筋梳理、拿点摩揉等推拿手法解除痉挛,然后再施以整复手法。某些患者要间隔数日施治 1 次,连续 4、5 次治疗才能拨正偏歪棘突,切忌急于求成。③在颈椎部位施用整复时,手法不当可能会刺激椎动脉而产生虚脱症,个别患者或可造成医源性脊椎伤损而导致高位截瘫等严重后果。

❀ 推拿按摩对治疗颈椎病有益吗

很多患者,在被确诊为颈椎病后,医生告诉患者不能进行推拿按摩治疗。也有的患者认为利用推拿按摩疗法治疗颈椎病疗效好,安全可靠。从临床实际情况看,确实有一些颈椎病是禁止进行推拿按摩治疗的,其中的原因我们已经在其他章节中详细的给大家介绍过。但是大部分颈椎病患者还是适合进行推拿按摩治疗的。可以说推拿按摩疗法是治疗颈椎病的主要方法之一,也是颈椎病较为有效的治疗措施,并且是缓解急性期颈型颈椎病症状的一种最常见且短期内极其有效的方法。它的治疗作用舒筋通络、活血散瘀、消肿止痛、滑利关节、整复修复,缓解颈肩肌群的紧张及痉挛,恢复颈椎活动,松解神经根及软组织粘连来缓解症状,但是按摩时也有很多注意事项,首先要控制按摩的力度,按摩的手法过重,或者是在同一个部位反复使用,很容易造成相应肌肉组织的损伤,严重时可加重炎症反应,最终导致颈椎病的症状加重,按摩不当的患者经常在次日晨起出现颈痛加重、活动受限加重。扳法必须要谨慎使用,有一些专业水平不高的医者,对颈椎病按摩治疗的禁忌证掌握不清,盲目治疗可能造成患者高位截瘫甚至死亡,另外,椎动脉型颈椎病患者错误地使用扳法可能导致患者当场晕厥。按摩前应掌握患者病情。在按摩治疗颈椎病之前,必须注意患者是否有其他的并发症,如骨质疏松患者应该禁止使用扳法,合并颈椎骨折、骨结核、骨肿瘤等疾病的患者,绝对禁止推拿或者按摩治疗,如果合并高血压、严重心脑血管疾病,一定要注意治疗的手法、操作力度不要过重。脊髓型颈椎病一般禁止重力按摩和复位,否则极易加重症状,甚至可能导致截瘫。

点穴疗法可以治疗颈椎病吗

　　一些医院或诊所有一项治疗方法叫做"手指点穴",很多患者很感兴趣但也有很大的疑问。认为点穴只在影视片中见到过,都是练武术的人用的,这能治病吗?甚至有的年轻患者还半开玩笑地问我,不会您一点穴,我就动不了了吧?其实中医的点穴疗法自古就有,至于它与我们的传统武术有什么样的联系,我也没有过深地考证过。但有几点是肯定的。首先,二者的操作目的不同,预期的效果也截然不同,一个是治病救人,一个是击败对手。其次,二者的操作方法差别很大,武术点穴多以重手快速点打,而中医点穴疗法更多的时候要在穴位上做一定时间的深透点压。那么点穴疗法对颈椎病有没有确切的治疗作用呢?从我的临床实践上看,点穴疗法对颈椎病的疗效是十分确切的。它能够通过医生在患者相关穴位上进行点按揉压,起到调节气血、疏通经络、驱邪止痛等作用。对一些病情较轻浅的患者,单纯通过点穴治疗就可以完全消除不适症状。有些较为严重的患者通过点穴治疗症状也能得到相应的缓解。一般来说,点穴治疗对医生的技术要求比较高,他不但需要熟练掌握中医学的相关理论,还要通过不断地练习才能较好地掌握点穴的手法技巧。只有这样才能达到预期的治疗目的。当然作为患者想要通过自己点穴进行简单的颈椎病的预防保健,要求就没有这么高了。有关自我点穴治疗颈椎病的内容,我们将在以后的篇章中向大家介绍。

如何自我按摩耳朵防治颈椎病

耳穴就是分布于耳郭上的腧穴,也叫反应点、刺激点。当人体内脏或躯体有病时,往往会在耳郭的一定部位出现局部反应,如压痛、结节、变色、导电性能等。利用这一现象可以作为诊断疾病的参考,或刺激这些反应点(耳穴)来防治各类疾病,如颈椎病等。

人的耳郭像倒过来的脊椎,从上到下对应着腰椎、胸椎和颈椎。因此,别看耳朵离脊椎那么远,经常按摩耳朵可以减少颈椎病、腰椎病的发生。耳朵上的那道最硬的脊,就是耳轮。顺着耳轮找,上端1/5处,对应的就是管腰椎的穴位,下端1/5处,对应的是管颈椎的穴位,上端2/5处,对应的就是管胸椎的穴位。

从外观上来看,如果颈椎穴呈结节状或珠状、条段状高低不平,有症状时呈点状红晕或边缘红色,即"点白边红"的色泽改变,部分患者呈片状增厚、边缘红晕,则提示存在颈椎病的可能。根据其阳性反应物的部位,可区别颈椎病的病变部位。从触诊上来看,在颈椎穴可触及结节状或珠状、条段状物,并有明显压痛。此外,肾穴亦可有压痛。有时可根据在颈椎穴触及条索的位置,推断骨质增生的位置,如在颈椎穴近轮屏切迹处触及条索、结节状物,多提示第三、第四颈椎有骨质增生,而在颈椎穴近胸椎处触及条索时,则多提示第五、第六、第七颈椎骨质增生。一般来说,神经根型颈椎病以结节、压痛点为多见;椎动脉型以潮红隆起或条索为主;脊髓型以褐色质硬隆起为明显特征;颈型颈椎病以片状增厚为特征。

按压耳穴不仅可以作为颈椎病诊断的方法,而且也可以通过对耳穴的刺激达到防治疾病的目的。按摩穴位时,就可以刺激耳部神经末梢的反射,并将反射传达到脊椎中,不断刺激,就能起到刺激脊椎血液循环、保健防病的作用。具体方法是以双手的拇指和食指指腹部用力按压耳部的颈椎穴、皮质下穴和肩枕穴,疼痛感觉以患者自己能够忍受为度,主要手法以捻按和牵拉手法为主,每捻按 5 次,配合牵拉 3 秒钟,整个过程持续 1 分钟,以耳部出现胀热感为宜,按压次数不限,但每天不应少于 10 次。如能坚持长期如此保健性按摩耳朵,则不但能够强身健体,而且能够有效地预防颈椎病的发生。在操作中大家要注意:第一不能用力太大和捻按、牵拉时间太长,否则会对耳朵的软组织造成损伤;第二是当耳朵本身有皮肤损伤或其他病变时不宜进行此种疗法。

❀ 练瑜伽可以防治颈椎病吗

瑜伽疗法是通过对颈椎病患者采取端正身体姿态,拉伸颈椎盘间隙等瑜伽运动方式,以此达到恢复颈椎的效果。瑜伽疗法是一种主动的治疗,它除了具有可以达到颈椎牵引、推拿疗法和物理治疗的效果外,还可以防止复发,并且从根本上保证颈椎的健康。

瑜伽疗法注重正确身体姿态的形成以及整根脊柱的练习。通过拉伸练习矫正不良体姿和脊椎畸形,牵伸挛缩的关节囊和韧带,改善颈椎的正常生理弯曲,调整小关节的微细异常变化,增大椎间隙,减少椎间盘压力,减轻对神经根的压力和对椎动脉的刺激,并使嵌顿于小关节内的滑膜皱襞复位。颈肩部位肌肉、筋膜、韧带和血管得到伸展,有助于解除颈部肌肉痉挛,使肌肉放松、缓解疼痛;改善血液与淋巴循环,加速炎性水肿的消退。

瑜伽疗法强调颈椎周围肌肉力量的锻炼。肌肉是维持关节稳定和平衡的动力因素,通过瑜伽体式来增加颈与肩胛带肌肉的肌力,保持颈椎的稳定,改善颈椎各个关节功能,防止颈部僵硬,促进机体的适应代偿能力,防止肌肉萎缩,加强恢复功能,减少复发。

瑜伽疗法注重心理的改善。颈椎病患者有不同程度的焦虑、烦躁、失眠、抑郁等不良心理状况,而这些又可能会加重症状。

瑜伽主要是通过冥想、体位法和呼吸法等的练习,来达到身心合一的功效。由于瑜伽练习的特点,适宜练习的人群很广泛,无论是承受颈椎病痛苦的青年人还是老年人都可根据自身条件进行练习,通过瑜伽的练习不仅能够减轻颈椎病患者的不适,同时还可以起到改善心肺功能,调节激素平衡,预防某些疾病等的功效,并且对心理、情绪、精神也会有明显的改善作用。因此,瑜伽疗法在治疗和预防颈椎病方面有非常大的优势,它能使患者减轻或者消除颈椎病带来的身心不适,保持积极人生态度,有助于提高生活质量。

普拉提对颈椎病有防治作用吗

西方人一向着重于身体肌肉能力的训练,例如腰、腹、背、胸等;而东方人就着重于呼吸和心灵集中的训练,冥想、普拉提、瑜伽和太极就是很好的例子。普拉提把东方的柔韧和西方的刚毅二者之长合二为一,它的动作缓慢、轻柔,而每个姿势都必须和呼吸相协调,所以普拉提适合任何年龄,特别是缺少运动、长时间需要接触电脑和朝九晚五的上班族的人士。伸展、拉长也是普拉提中最重要的训练之一,其特殊之处就是肌肉不会经运动后导致粗壮,通过对身体核心部位(腰部和腹部肌肉组成,包括腹横肌、腹内斜肌、腹外斜肌、腹直肌、竖脊肌)的锻炼,使脊柱变得柔软而有韧性。所以普拉提运动不但改善了身体线条,还对矫正颈部和脊髓有非常好的效果。

如何自我牵引治疗颈椎病

　　患有颈椎病不能光依靠医生治疗而自己不进行锻炼和保健,除了进行积极的锻炼外,还可以进行一些较为安全有效的自我治疗来配合医院的治疗。其实自我牵引疗法是一项十分简单而又可立即见效的方法,尤其是在外出及工作中,如果突然感到颈部酸痛或肩背部及上肢有放射痛时,可立即采用以下做法:双手十字交叉合拢,将其举过头顶,至于枕颈部,之后将头后仰,双手逐渐用力向头顶方向持续牵引5～10秒,如此连续 5 次,即可起到缓解椎间隙内压力的作用。此方法的原理是利用双手向上牵引的力,使椎间隙拉开,这样既可使后突的髓核稍微回纳,也可以改变椎间关节之列线,而起到缓解症状的作用。但是本法对于椎管狭窄,尤其伴有黄韧带肥厚不适应,因其可加重黄韧带突向椎管内的程度而使症状加重。

自我点穴治疗颈椎病

　　从临床实际和自身实践上看,颈椎病是可以通过大家自己锻炼和调整得到有效的预防和缓解的。前文所提的点穴疗法就是一种很好的防治颈椎病的方法,并且安全有效,几乎没有副作用。本节所提供的是一套简单易学的颈椎病点穴疗法。这种疗法对症状较轻的颈椎病有很好的治疗作用;对颈椎病初期可以起到预防其发展的作用;而没有颈椎病的朋友可以起到很好的颈椎保健作用。点穴治疗的手法很多,不同流派风格各异。为了安全和方便,我们仅采取较为舒缓的穴位按压法。按压时要求将手指按到穴位上均匀缓慢的加力,当感到穴位有舒适的

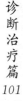

酸胀感时，保持这一状态 30 秒左右。之后缓缓松开 10 秒再重复按压。每个穴位可重复进行数次。点穴的工具就是我们的手指。所点的穴位主要有气户穴、睛明穴、风池穴、巨骨穴、太阳穴、率谷穴、百劳穴。这些穴位的所在部位，上一节已经详细介绍了，手法如图。在点穴时需注意不可用蛮力、暴力。率谷和太阳两穴在点按压的同时需要轻轻向上方推。百劳穴点按时无需用力，只需要轻轻扶持并向后轻轻仰头至极限，每次时间 10 秒钟即可。点穴完毕之后可对颈项部及肩井穴进行轻轻的揉拿按摩作为结束（见图 17—图 25）。

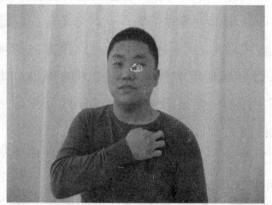

图 17　点按气户穴

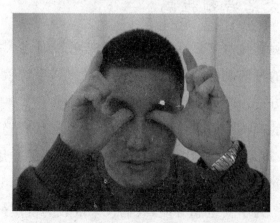

图 18　点按睛明穴

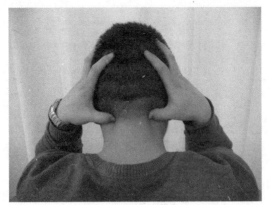

图 19　点按风池穴

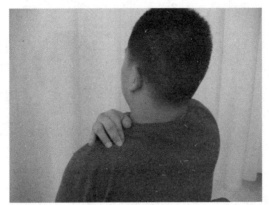

图 20　点按巨骨穴

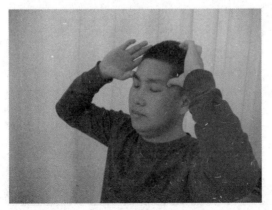

图 21　点按太阳穴

诊断治疗篇

103

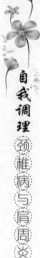

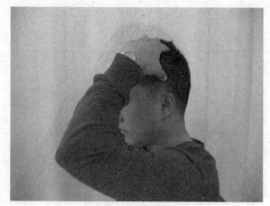

图 22　点按率谷穴

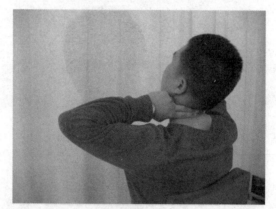

图 23　点按百劳穴

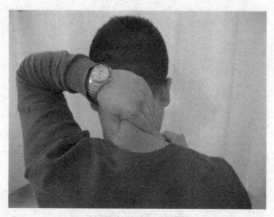

图 24　揉拿颈部

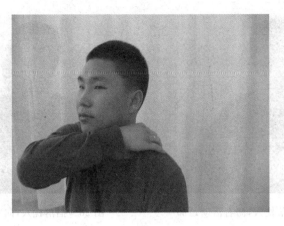

图 25　揉拿肩井穴

🌸 治疗落枕的简易点穴法

很多患者问我得了落枕怎么办,去医院看吧不是什么大病,可能过个两三天自己就好了;不去看吧,这脖子僵硬难受活动也不方便,有的可能一两个星期也好不了。其实真要是得了落枕,还真有一个简便易行的自我治疗方法。具体方法是掐按落枕相反一边的落枕穴的同时活动颈部。落枕穴的位置是在手背第二掌骨与第三掌骨之间,靠近掌指关节的凹陷处,用力按压会有明显的疼痛感。例如落枕后左侧颈部疼痛不适的,则将双手置于胸前,以左手拇指掐住右手的落枕穴,使其有明显的疼痛感,并左右活动颈部(如图 27、28),此时往往会感到症状明显好转。每次治疗 1 分钟,放松休息 20 秒再进行下一次治疗。重复五到六次即可。治疗后注意不要过度劳累,颈部要避免受凉。这个方法是一个患者告诉我的,我自己试过效果不错,也告诉过其他患者,都反映有效。但要注意的是,这个方法只对落枕有效,对其他情况引起的颈椎僵硬不适效果就很一般了,而且刚发病时效果最好。如果治疗后没有效果或症状很严重的患者,应当及时到医院进行进一步的检查和治疗。

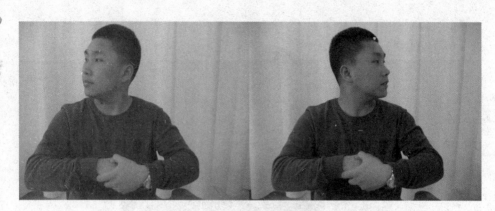

图 27　掐落枕穴,向右活动颈部　　　图 28　掐落枕穴,向左活动颈部

颈椎病的刮痧治疗

　　民间有句谚语叫做"刮痧拔罐子,病祛一半子",就是说刮痧疗法和拔罐疗法对各种疾病都有很好的治疗作用。那么颈椎病可以进行刮痧治疗吗？答案是肯定的,而且刮痧对大多数颈椎病都能起到明显的缓解症状的作用。颈椎病的刮痧治疗分为颈背部刮痧和四肢刮痧。颈背部刮痧一般是在颈项部从上向下进行,由风府穴水平到大椎穴水平在中间及两边共刮三道,之后再在背部从大椎水平沿督脉和膀胱经第一侧线和第二侧线并排向下刮五道。颈椎侧后方可沿胆经由风池穴过肩井穴向两肩各刮一道。治疗颈椎病时颈部前方一般不用刮痧。如果四肢有症状可在相应部位沿肢体纵轴进行刮痧。需要注意的是刮痧板要洁净并且边缘光滑无损坏。需要刮痧的部位适当涂抹一些刮痧油或橄榄油等介质起润滑和辅助治疗作用。刮痧板一般要与皮肤呈 45°角。刮痧时要有一定力度并且力量要均匀。对有皮下结节等异常反应点的,可在局部反复多刮数次。每次刮痧不宜时间过长,每个部位也不宜操作过多。一般一次治疗不宜超过 15 分钟。每个部位刮拭数次即可,有痧点的部位可多刮几次使痧出透。治疗完后将皮肤上剩余的刮痧油

擦净,再从上向下用手轻推治疗部位数次使皮肤毛孔闭合。此外还需注意刮痧完毕后当天不要洗澡并且避免感受风寒。

拔罐治疗颈椎病的原理

拔罐疗法是一种很好的治疗方法,对一般的颈椎病也有不错的治疗作用。那么拔罐疗法治疗疾病的机理是什么呢?从中医角度上讲,拔罐疗法可以起到调节气血、平衡阴阳、活血祛瘀、疏通经络以及扶正祛邪的作用。从现代研究上看拔罐可以产生自身溶血现象,就是我们说的罐斑,这是拔罐引起的局部轻微组织损伤,这种损伤会刺激机体产生相应的反应,增加局部血液供应,改善全身血液循环,并激发免疫功能,增强抵抗力和机体自身的修复能力,从而治疗疾病改善健康状况。对于颈型和神经根型颈椎病而言,拔罐疗法可以起到祛风散寒、活血止痛的功效;对于椎动脉型颈椎病来说,拔罐疗法可以起到祛痰熄风、益肾止晕的作用;对于交感神经型和其他类型的颈椎病拔罐疗法也可缓解相应的症状。但是需要注意的是,虽然拔罐疗法简单易行,自己在家就可操作,对于一些症状较复杂的颈椎病或自己通过几次治疗并无明显缓解的颈椎病则必须要到正规医院进行检查和治疗,以免贻误病情。

放风筝能治疗颈椎病吗

有的患者听人说放风筝能够治疗颈椎病,自己也试着放一放,结果颈椎病真的得到了缓解。据我所知放风筝治疗颈椎病已经流行多年了,很多患者都知道,而且确实有一定的道理在里面。这种方法主要适用于长期伏案或长期低头工作的颈椎病患者。我们都知道长期伏案或长期低头工作会导致颈椎生理曲度消失,出现颈椎变直甚至反弓,从而对周围的肌肉、韧带、血管及神经等软组织产生影响进而出现相应的临床症状。而放风筝时正好相反,有一个仰头看天的动作。这样可以帮助患者恢复颈椎的生理曲度,消除低头或伏案工作产生的不良影响,从而使颈椎病的症状得到缓解。但需要注意的是并不是所有的颈椎病都可以通过放风筝进行治疗。椎动脉型颈椎病放风筝就不是很合适,因为此型颈椎病往往不是颈椎生理曲度消失造成的,而是以退行性变为主,很多是由于颈椎退行性变后造成颈椎总长度变短,椎间孔骨质增生而使得椎动脉发生迂曲造成,仰头的动作往往会加重病情。此外交感神经型颈椎病和神经根型颈椎病也是如此,很多情况下仰头的动作会刺激神经或神经根使症状突然加重。因此在进行放风筝这项运动时,一定要注意,感觉对自己有帮助,临床症状能够缓解就可以继续进行。一旦感到症状加重就马上停止,不要勉强为之。

为什么有的颈椎病医生不建议按摩治疗

大家都知道,推拿按摩是治疗颈椎病的常用方法,疗效肯定,患者痛苦小,即使没有颈椎病,仅把它作为一种颈椎保健方法也是相当不错的。但是并不是所有的颈椎病都适合按摩治疗,甚至有些颈椎病是绝对禁止按摩治疗的。一般来说有些脊髓型的颈椎病、部分椎动脉型颈椎病和严重的神经根型颈椎病在按摩治疗时要慎重,并且对按摩手法有特殊要求,如果操作不当往往会导致不良后果。比如脊髓型颈椎病如果按摩手法过重或不适当地使用扳法,就有造成脊髓损伤的可能;椎动脉型颈椎病在治疗时如患者体位不当或操作时造成患者颈部不必要的扭转会加重头晕症状,甚至有时会造成暂时性的意识丧失;而严重的神经根型颈椎病,按摩刺激会加重神经根水肿引起剧烈疼痛。当然这不是绝对的,能不能进行按摩治疗,主要还是看医生对患者所患疾病是否有正确的认识。好的大夫对患者疾病的发生、发展、预后以及所处阶段都有十分客观清楚的认识,会根据实际情况安排治疗,这样才是相对安全可靠的。但目前按摩师水平良莠不齐,有些甚至没有接受过相关的医疗培训,盲目乱治十分危险。因此对一些按摩有风险的颈椎病是不建议按摩治疗的,尤其是脊髓型颈椎病和严重的神经根型颈椎病一定要慎重。

游泳能治疗颈椎病吗

　　游泳是一种很好的运动,也是一种特殊的运动,由于有浮力的作用及人们在游泳时水平的姿势,相对于经常保持站立或坐位的这种直立体位工作和活动的人来讲,很多动作的力学模式多发生了变化。这样不但使一些平时得不到锻炼的肌肉群得到了相对充足的锻炼,而且使人的平衡能力及各部位的协调能力也得到了很好的锻炼。因此游泳有着一般体育运动不具备的特殊优势,很多疾病都可以选择游泳来作为辅助恢复锻炼。具体到颈椎病来说,有的类型的颈椎病通过游泳可以起到明显的预防和治疗作用。比如蛙泳的动作在换气时有一个明显的仰头动作,也就是说在换气时需要颈部的一个主动后伸。这个动作可以很好的恢复颈椎的生理曲度,对颈椎生理曲度消失或反张的患者十分有益。这个动作与前文介绍的放风筝治疗颈椎病的原理很接近,但又有很大的不同。放风筝时是在直立体位下的颈椎后伸,而蛙泳是在俯卧体位下的颈椎后伸,因此蛙泳对整个脊柱的后伸肌群有更好的锻炼作用,此外由于游泳是人体在相对失稳状态下的运动,因此可以对脊柱核心肌群起到一定的锻炼作用,从而更好地加强脊柱稳定性,减少脊柱相关疾病的发生。其注意事项与放风筝治疗颈椎病的注意事项基本一致,需要强调的是老年人及心肺功能异常的患者要慎用此方法,一般患者在游泳锻炼以前一定要认真进行充分的热身准备,并注意游泳过程中的安全保障,避免出现不必要的危险。此外游泳后注意保暖,避免感受风寒。

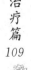

颈椎病的食疗

口服药物或是针灸对治疗颈椎病都有效果,可大家不要忘记在日常生活中我们也可以通过饮食来改善颈椎病带来的不适症状。颈椎病患者的饮食要合理搭配,不可单一偏食,一般分两大类:一类是主食,主要是提供热能,如米、面等食物;另一种食物可以调节生理机能,称为副食,如豆类、水果和蔬菜等。粗细、干稀、主副搭配的全面营养可维持人体正常需要,促进颈椎病患者的康复。此外,颈椎病患者也需对症进食。由于颈椎病是椎体增生、骨质退化疏松等引起的,所以颈椎病患者应以富含钙、蛋白质、维生素 B 族、维生素 C 和维生素 E 的饮食为主。其中钙是骨的主要成分,以牛奶、鱼、猪尾骨、黄豆、黑豆等含量为多。蛋白质也是形成韧带、骨骼、肌肉所不可缺少的营养素。维生素 B、E 则可缓解疼痛,解除疲劳。若颈椎病属湿热阻滞经络者,应多吃些葛根、苦瓜、丝瓜等清热解肌通络的蔬菜;若属寒湿阻滞经络者,应多吃些羊肉等温经散寒之食物;若属血虚气滞者,应多进食公鸡、鲤鱼、黑豆等食物。总之,对症进食,就能有利于颈椎病患者的康复。另外需要注意颈椎病患者应忌烟、酒,生冷、过热或辛辣刺激的食物,忌油腻厚味之品。

一些学者认为用紫菜、决明子各 15g,洗净,水煮,代茶频饮,长期服用可以缓解颈椎病头晕、上肢麻木的症状;另有些学者认为喝生姜粥,以粳米 50 克,生姜 5 片,连须葱数根,米醋适量,生姜捣烂与米同煮,粥将熟加葱、醋,佐餐服食,可祛风散寒,适用于太阳经腧不利型颈椎病;葛根五加粥,以葛根、薏米仁、粳米各 50 克、刺五加 15 克,所有原料洗净,葛根切碎,刺五加先煎取汁,与余料同放锅中,加水适量,武火煮沸,文火熬成粥,加冰糖适量,调味食用,可祛风,除湿,止痛,适用于风寒湿痹阻型颈椎病。

所以,颈椎病患者在日常生活中要合理地搭配饮食,切忌单一偏食,这样才能更好地促进颈椎病的康复。

如何自我按摩防治颈椎病

在门诊经常会遇到颈椎病患者来咨询:"有没有一套自我按摩方法能够对颈椎病起到预防和简单治疗的作用?"一般说来对颈椎病的预防和治疗是要根据患者的具体情况进行有针对性地设计。如果是针对大多数群众,我们就可以通过自我按摩来保护颈椎。以下这套方法简单、安全、容易掌握,不易产生不良反应,适合大多数人使用:

(1)颈部运动:头向前倾十次,向后仰十次,向左倾十次,向右倾十次。然后缓慢摇头,左转十次,右转十次。

(2)摇动上肢:左臂摇动二十次,再右臂摇动二十次。

(3)抓空练指:两臂平伸,双手五指作屈伸运动,可作五十次。

(4)局部按摩:可于颈部、大椎穴、风池穴附近寻找压痛点、硬结点或肌肉绷紧处,在这些反应点上进行揉按、推捏。

(5)远道点穴:在手背、足背、小臂前外侧、小腿外侧寻找压痛点。于此反应点施点穴按摩。

(6)擦掌摩腰:将两手掌合并擦热,随即双手摩擦腰部,可上下方向擦动,作五十次。

(7)掐捏踝筋:两手变替掐捏足踝后大筋。

(8)用拇、食指掐揉人中穴。

(9)提揉两耳:用手提拉双耳,然后搓揉,待耳发热为止。

值得注意的是,自我按摩时力度手法要适中,切勿盲目用力,力道过猛而造成损伤。此外我们还应当注意在进行如上运动和按摩时如果感到不适就应当立即停止,咨询过专业医务人员后,根据具体情况改进运动和按摩方式。

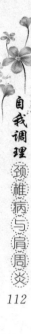

如何通过自我足疗防治颈椎病

足疗是通过对人体足部腧穴或足部反射区进行按摩、针灸、敷药、熏洗，从而预防或治疗某些疾病的方法。

人的双脚是人体经络中一个重要的组成部分，这里是足三阴经（脾、肝、肾）之始，又是足三阳经（胃、胆、膀胱）之终，这里也是人体腧穴分布较密集的区域，人体的各组织器官在足部均有对应的反射区，这些经穴和反射区将全身的信息都汇集于足部，使其成为人体各器官状况的缩影（图 29）。所以，足部也就成为诊断和防治疾病的重要部位。

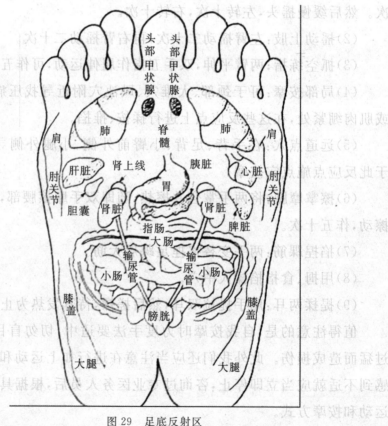

图 29　足底反射区

颈椎在足部的反射区：双足拇趾趾腹根部横纹处，双足外侧第五趾骨中部（足外侧最突出点中部）。

颈部肌肉反射区是：双足底趾后方的 2cm 宽区域。

自我足底颈椎反射区推拿按摩的具体方法是：用拇指指尖或指腹，也可用第二指或第三指的关节，以数毫米幅度移动。力度最初较轻，渐渐增强，以稍有痛感为宜。按摩时间可自选抽空进行，最好是每天早晚各一次，每次 10～30 分钟，坚持两周以后对一般颈椎病患者即可起效。

突出的颈椎椎间盘通过推拿治疗能回纳吗

在接受推拿治疗的颈椎椎间盘突出症患者中，最关心的是突出的椎间盘能否通过推拿获得回纳。有一些按摩师也在广告中宣传通过他们的治疗可以使椎间盘回纳。结果部分患者经推拿治疗后去拍 CT 片验证突出的椎间盘是否"回位"，却并没有出现预期的效果。

对于能否回纳的问题，医学界一些学者对推拿治愈后的大量患者进行了研究，确实很难在影像学的科学根据中找到答案。从原理上讲，想要使突出的椎间盘回纳可能性几乎为零。而对于轻微的椎间盘膨出，由于纤维环并未完全破裂，因此还存在椎间盘整体回缩的势能和趋势，随着按摩治疗的进行，颈椎周围的软组织痉挛逐渐解除，椎体之间的压力就会降低，进而椎间盘内压力也会随之降低，加之髓核水肿得以吸收，向外膨隆的组织得到某种程度的回缩，这就为椎间盘提供微小的回纳空间。但对于多数纤维环破裂的椎间盘突出是不可能回纳的。

颈椎骨质增生通过治疗可以缩小吗

本书前面的章节已经详细地向大家介绍过颈椎骨质增生发生的机理。相信大家对骨质增生有了一定的认识。一般说来，骨质增生属于机体的退行性改变,是人体正常衰老的必然表现。因此希望通过治疗来消除,那就相当于与自然规律进行抗争,往往是徒劳无功的。但是有一些骨质增生与人体的自然衰老没有关系,它是机体局部损伤造成的。这些增生大多在局部出现,并且出现在不该出现的年龄和部位,引起相应的临床症状。对于这种非正常现象还是非常有必要进行积极治疗,已达到消除增生缓解症状的目的。那么这种非正常的增生能消除吗?大家知道人体的骨骼形状仅是一种宏观的静态形状。从微观上观察,其实每一时刻都在变化,新的骨质在不断生成,旧的骨质在不断破坏。在正常情况下,虽然骨质在不断地新陈代谢,但整体形状并没有显著的变化。只有在一定的条件诱导下才会引起形状变化形成骨质增生,最常见的诱导条件就是骨膜应力发生变化。如果某一部分骨膜曾受了过高的压力或拉力,那么就会影响相应区域的理化条件,从而使钙质过多地在该区域沉积形成骨质增生。那么这种拉力或压力来源于哪里呢?来源于附着于骨骼的软组织。拿颈椎骨质增生来说,当我们长期伏案工作引起颈部肌肉劳损僵硬,这样肌肉的张力就会加大,那么它对骨膜的拉力就会增加,如长时间不能缓解,那么其在颈椎的相应附着点就会出现骨质增生。相反的如果希望增生消失,那么就要将造成增生的不利因素去掉,也就是降低相应软组织的张力,使局部肌肉恢复到柔软舒适的状态。这样增生就不会进一步加重,经过一段时间之后,机体自己就会将该处多余的骨质溶解,骨骼形状结构也会趋于正常。但是说着容易做着难,这需要患者从根本上改变自己相应的造成增生的不良生活和工作习惯,再通过适当的保守治疗才能达到,而且周期很长,一般有效治疗半年以后才能在X线上看出增生明显变小。

治疗肩周炎常用哪些西药

(1)非甾体抗炎药:可在中药治疗基础上作为辅助治疗,在关节剧痛情况下,可小量应用以缓解疼痛,缓解后即停用。①阿司匹林:3~6g/日,分3~4次口服;或水杨酸钠,6~8g/日,分3~4次口服,水杨酸盐类具有止痛、退热、消炎、抗过敏的作用,无心肌炎者首选此药,该药服后可有胃肠道刺激症状或胃出血,应注意观察。②消炎痛:具有抗炎、退热、镇静作用,口服每次25mg,每日2~3次,饭后服用,以减少对消化道刺激症状,溃疡病患者禁用或慎用。③炎痛喜康:具有消炎、镇静作用,口服每次20mg,每日1次,饭后服,本药用量小,用次少,有不良反应,比如阿司匹林、消炎痛为轻,故为常用药,但仍可引起溃疡病出血,故溃疡病患者、哺乳妇女、儿童禁用。

(2)肾上腺皮质激素:此类药物能抑制变态反应,控制炎症发展,减少炎症渗出,但一般尽量不用。如强的松,每日10~20mg,分2~3次服;或地塞米松每日1.5mg,分2次服。

🌸 中医在临床上对肩周炎的分型

中医临床上一般把肩周炎分为以下四型:

(1)风寒侵袭

主证:肩部疼痛较轻,病程较短,疼痛局限于肩部,多为钝疼或隐痛,或有麻木感,不影响上肢活动,局部发凉,得暖或抚摩则痛减,舌苔白,脉浮或紧,多为肩周炎早期。

主证分析:体虚之人,肌肤卫阳不固,复因汗出当风,风寒乘虚袭于肌肤经络,痹阻于肩部,使肩部气血运行不利,不通则痛,故见肩部疼痛,局部发凉,因病程短,风寒仅袭肌表,故其痛较轻。苔白脉浮或紧均为寒邪在肌表之征。

治则:祛风散寒,通络止痛。

方药:蠲痹汤加减。羌活10g,独活10g,桂枝10g,秦艽10g,海风藤15g,桑枝10g,当归10g,川芎10g,木香10 g,乳香10g,甘草6g。方

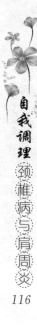

解：方中羌活、独活、桂枝、秦艽、海风藤、桑枝等祛风散寒，化湿通络；配以当归、川芎、木香、乳香活血理气，并能止痛；甘草调和诸药。诸药共奏祛风散寒、通络止痛之功。寒胜者加制川乌、细辛；风胜者，重用羌活，再加防风。

（2）寒湿凝滞

主证：肩部及周围筋肉疼痛剧烈或向远端放射，昼轻夜甚，病程较长，因痛而不能举肩，肩部感寒冷、麻木、沉重、畏寒得暖稍减。舌淡胖，苔白腻，脉弦滑。

主证分析：年老肝肾亏虚，正气不足，或因冒雨涉水，睡眠不当，外界寒湿之邪侵及，滞留局部，日久寒湿内结，致使局部经脉闭阻，故见局部疼痛，麻木；寒凝邪实，故疼痛剧烈，畏寒；湿性重着，故有沉重感，得温则痛稍减。舌淡胖，苔白腻，脉弦滑均为寒湿之征。

治则：散寒除湿，化瘀通络。

方药：乌头汤加减。麻黄 10g，制川乌 12g（先煎），白芍 15g，黄芪 30g，全虫 12g，羌活 12g，细辛 6g，甘草 6g。方解：方中的制川乌、羌活、细辛、全虫温经散寒，除湿通络止痛；用麻黄散外寒表湿；芍药、甘草缓急舒筋；黄芪益气固表，并以此缓和麻黄、乌头之性，以防伤正气。诸药配伍，使寒湿之邪微汗而解，邪去而又不伤正，以达温经散寒，祛湿止痛之功。

（3）瘀血阻络

主证：外伤后或久病肩痛，痛有定处，局部疼痛剧烈，呈针刺样，拒按，肩活动受限。或局部肿胀，皮色紫暗，舌质紫暗，脉弦涩。主证分析：外伤内挫，局部经络损伤，气血逆乱；或久痛入络，血脉瘀阻，故见局部疼痛剧烈，呈针刺样且有定处，拒按，或肿胀。皮色紫暗，舌质紫暗，脉弦涩均为血瘀之征。

治则：活血化瘀，通络止痛。

方药:活络效灵丹与桃红四物汤合并加减。当归15g,丹参15g,生乳没15g,桃仁10g,红花10g,熟地10g,川芎10g,桂枝10g,白芍10g,鸡血藤15g,桑枝20g。方解:方中用当归、丹参、桃仁、红花、川芎活血祛瘀止痛,熟地配当归以养血;白芍缓急止痛,乳香、没药活血行气止痛;用桂枝、桑枝、鸡血藤祛风通络。诸药共奏活血祛瘀、通络止痛之效。

(4)气血亏虚

主证:肩部酸痛麻木,肢体软弱无力,肌肤不泽,神疲乏力,或局部肌肉挛缩,肩峰突起,舌质淡,脉细弱无力。

主证分析:久病体弱,气血亏虚,外邪乘虚侵袭,闭阻经络,肩部筋脉失于荣养,故见肩酸痛麻木,肢软乏力,肌肤不泽,肌肉萎缩,神疲乏力。舌淡,脉细弱无力均为气血亏虚之征。

治则:益气养血,祛风通络。

方药:秦桂四物汤,或用本方加味治之。秦艽12g,桂枝12g,当归12g,川芎10g,白芍12g,生地12g,黄芪15g。寒甚加羌活、独活、附子;湿甚加苡米、海桐皮;筋缩不利加木瓜、鸡血藤、忍冬藤;痛甚加全虫。方解:本方以当归、川芎、白芍、生地养血柔筋,以秦艽祛风散寒,以桂枝、黄芪益气温经,通络散寒,共奏益气养血,疏经散寒之效。

自我调理保养篇

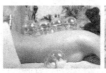 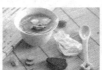 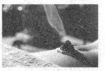

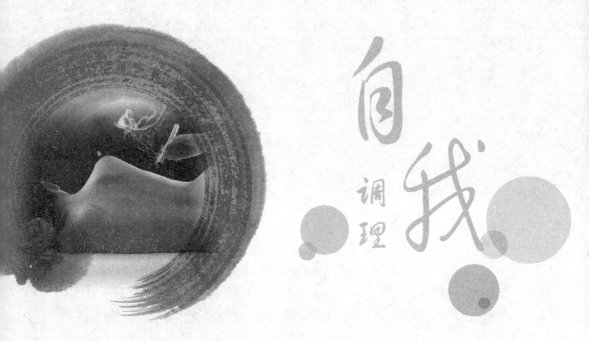

自我调理

🌸 颈椎病患者不宜从事哪些运动

众所周知,运动对于颈椎病的治疗有一定的效果,但不是所有的运动对颈椎病都是效的,一些激烈的运动反而会加重颈椎病的症状。所以,需要提醒大家,一旦患上颈椎病,就不要随便地运动了,最好遵循医生的指导,否则非但不会减轻颈椎病带来的不适,反而会给健康造成更大的损害。

那么,到底有哪些运动不适合颈椎病患者呢?比如钓鱼,因为颈椎病患者本身颈部就可能已经存在软组织增生,而人在钓鱼时很容易使颈部总保持一个固定的姿势,长时间就会加重颈椎局部肌肉及两侧的上斜方肌受累情况,加重颈部疼痛、僵硬等症状;再如对于椎动脉型颈椎病或脊髓型颈椎病患者,若进行篮球、足球、散打、拳击等较剧烈的运动,会使颈动脉受压或刺激症状加重,引起大脑供血不足,出现晕厥,或引起颈椎管的管径变小而使脊髓受压迫,使颈椎病症状加重。所以,颈椎病患者要选择适合自己的运动,不可盲目锻炼。

❀ 颈椎病与手机的关系

现在手机已经是工作生活中的必需品之一,手机在我们的生活中扮演着非常重要的角色,几乎人人都有手机,社会中流行着一个新的名词叫做"低头族",或叫"手机控"。手机的确给我们的生活、工作带来了极大的便利,但也同时给我们带来了困扰。如果使用手机不当就会造成各种身体问题,比如,颈椎疾患、眼睛疾患、耳部疾患等。

现在颈椎病的发病年龄呈现低龄化趋势,这种情况的出现跟我们现在的生活方式有着密切的关系,很多年轻人低头玩手机、玩游戏、看电脑容易上瘾,时间长了,会引起颈椎僵硬,腰背酸痛等病状,更严重的还会引发心慌、头晕、头痛的症状。尤其在寒暑假期间,学生患颈椎病的情况就会明显增多,绝大多数颈椎病"小患者"由于长期的课业负担使原本幼嫩的颈椎已经"承受不起",而寒暑假期间,学生们更是抓紧一切时间"放松",很多人选择玩电脑、看电视、玩网络游戏来放松,且容易沉迷其中,这样一来玩的时间过长,长期低头更是加重了颈椎劳损。

还有的家长给孩子专门配一部手机以保持联络,这样,手机里面的游戏便成了孩子们业余时间放松的好选择。有些孩子对手机里面的游戏爱不释手,上课时间偷着玩、下课时间也玩,影响学业不说,还加重颈椎负担,早早的患上了颈椎病。孩子正处于生长发育时期,身体机能的恢复以及代偿功能都比较强,偶尔玩几次手机游戏并不会对颈椎造成很大损伤,通过休息、活动后颈部不适症状就会消失。因此,很多孩子和家长都忽视了玩手机游戏的不良后果。这样长期过度使用手机就会对颈椎造成持久的损伤,影响颈椎生理曲度,使颈部肌肉韧带对颈椎的保护以及维持颈椎骨关节稳定性下降,久而久之就会影响颈椎血液供应,使颈椎提前出现退行性改变,影响孩子的身体发育,使孩子身体素质下降。

"手机综合征"并非是孩子的专利,成年人如果使用手机不当,一样会造成颈椎病;成年人生活、工作压力大,颈椎本身已经开始退行性改变,稍微低头伏案工作时间较长,便会出现颈肩部酸痛,颈部像压着块大石头似的难受。对于成年人来说,身体生长发育已经停止,整个身体机能趋于成熟,同时身体素质也在逐渐下降,颈椎关节以及周围肌肉韧带的恢复能力也在逐渐下降,这时,若出现颈部不适、落枕等情况时,通过单纯休息往往并不能完全缓解,这里就需要到医院就诊进行治疗了。

不能否认,手机给我们的生活带来了极大的方便,如果使用手机不当,就会导致颈椎病,因此,我们都应该合理地使用手机,让手机为我们的生活服务,而避免受手机之累。

长时间使用电脑为什么会诱发颈椎病

近几年颈椎病患者的数量越来越多,相当一部分患者的发病原因与长期使用电脑办公和娱乐是分不开的。因此有人把电脑比喻成"颈椎杀手",这也是有一定道理的。那么为什么长期使用电脑容易诱发颈椎病呢?首先要从使用电脑的姿势说起,大家在使用电脑工作时经常用要使用鼠标和键盘,使用鼠标时往往都是固定用右手来操作,在操作过程中又都不太在意调整放置鼠标的位置和高度。因此长期使用很容易造成肩颈部肌肉的力量不平衡从而引起相应的颈部不适,这种不适最早表现在左侧风池穴附近的酸痛及右侧肩胛骨下方的僵硬酸痛。如果不加以注意和调整,很快就会出现颈部僵硬,左右转头时颈部疼痛及右侧肩臂的疼痛不适。此时通过休息和活动,症状往往还可以缓解,但使用电脑时症状就会复发,这其实已经是身体发出的强烈警告,此时如能注意纠正使用鼠标时的姿势,或左右手交替使用鼠标,同时减少使用电脑的时间,加强运动保健,还是可以痊愈的。但是大部分人对此并不在意,仅仅认为这是由于疲劳造成的酸痛不适,休息休息就会好,结果导致症状逐步加重,最后不得不到医院进行检查和治疗。而长期使用键盘打字和利用电脑查阅资料的人,与一般总使用鼠标的情况又有不同,这种打字和长期近距离观看屏幕的姿势分别会导致上肢内收内旋和环椎前倾伴颈椎生理曲度消失,从而引起胸部和肩关节的不适及头晕恶心等症状。我在临床中就经常看到这样的患者,很年轻就总是头晕恶心,X光片看到颈椎生理曲度消失,环椎前倾,一追问原因,是因为天天在电脑前工作造成的。其实预防这种情况发生的方法也很简单,首先要调整好电脑的高度和角度使工作环境舒适;其次在工作时每专心工作一段时间就调整一下自己的姿势使紧张的肌肉组织得到牵伸缓解,比如每隔半个小时或一个小时,靠在椅背上做一下躯体后伸动作并同时仰头和外旋上肢,然后再做几个扩胸动作。这样就能很好地调整脊椎状态,预防颈椎病和腰椎病的发生。

当今社会随着时代的发展,我们的工作和生活已经离不开电脑了,连医院都已实现了无纸化办公。因此我们要注意在工作中保护自己,千万不要使电脑真的成为"颈椎杀手"。

为什么躺着看书对颈椎病有很大损伤

很多人都喜欢躺着看书、看报纸、看电视,无论是躺在床上、沙发上、摇椅上,只要姿势舒适就行,而且一看就是很长时间,这种生活习惯对我们的身体好吗? 很多人都觉得:"这没什么不好啊! 挺舒服的,也不觉得有哪难受。"我们相信,持有这种观点的人很多,而且都会认为,只要身体不觉得难受就是没问题。

其实,这种想法是错误的。躺着看书、看报、看电视等等,虽然看似很享受,其实我们的身体付出了极大的代价。做一个简单的对比,我们

自我调理保养篇

123

在坐姿正确的情况下看书时,头颈、胸、腰、骶处于正常的生理曲线,我们上半身包括两个胳膊的肌肉韧带都在配合颈肩部肌肉的运动,当我们做低头、抬头、转头等动作时,都有上半身肌肉韧带尤其是颈肩部肌肉韧带的配合运动,这使得我们做颈部各个方向活动时比较容易;而当我们躺在床上或者沙发上时,颈背部肌肉韧带被压在身体下面,局部肌肉受力不均且受到牵拉而处于紧张状态,颈椎骨关节也失去了原来的生理曲度,而是变成前屈的姿势。而且颈、胸、腰、骶正常的生理曲线因自身重力作用,也并没有处于完全正常状态。这时我们做低头、抬头、转头等动作时,上半身肌肉韧带就要付出更大的力量来协调颈肩部肌肉才能完成颈部各个方向的活动。这样更是加重了颈椎的负担。平时虽然表面看起来不会造成颈椎生理曲度明显改变,但实际上颈椎已经产生了错位,颈椎长时间处于受压迫状态,导致局部肌肉韧带长时间受到牵拉,从而出现局部肌肉韧带的痉挛,影响局部血液循环,同时,由于颈椎椎体与椎间盘以及局部小关节之间受到外力作用而出现相对错位,时间久了就会导致局部小关节功能紊乱,韧带骨膜受刺激而产生增生钙化等退行性改变。当分布在颈椎附近的神经血管受影响后,一方面交感神经受到压迫,会引起交感神经刺激使人变得兴奋,出现失眠的症状,另一方面椎动脉受到压迫会影响颈枕部以及大脑血液供应。此外,现在许多家庭都在卧室安装了壁挂电视,这就容易形成钻在被窝里躺着看电视,或者靠在枕头上看的不良姿势,这种姿势使颈部屈曲严重,局部肌肉疲劳僵硬,极易诱发颈椎病。

颈椎病患者的睡眠姿势

现在社会上流传着这样一种说法:"好的颈椎是靠睡出来的",这种说法虽然有些武断,但也有一定道理。有研究表明,用枕不当及睡姿不良与颈椎病之间有必然的联系。颈椎病患者中喜欢高枕、低枕及不良睡姿习惯者要明显多于正常人群。睡眠姿势主要包括平卧、侧卧以及俯卧几种，下面我们对每一种睡眠姿势做一个简单的分析。

平卧姿势并且使用硬板床对人体脊柱关节是最好的，也是最符合人体生物力学以及正常生理曲线的睡眠姿势，有的人喜欢平卧位睡觉并且不枕枕头，这样到底好不好呢？答案是：不好。因为当我们刚出生时，我们的脊柱是平直的，脊柱的正常生理曲线还没有形成，这时老人们总说，小娃娃不需要枕枕头；随着我们慢慢长大，脊柱的生理曲线慢慢出现，随着身体的生长发育，脊柱的生理弯曲也越长越坚固，直到20～30岁以后，椎间盘组织开始出现退行性改变。脊柱的生理曲线是适应人体生长发育需要而产生的，对于维持人体正常的生理机能有非常重要的作用。当人体脊柱的正常生理曲线出现时，我们平卧时就需要用枕头来保持颈部的生理曲线，以维持颈部的生理功能。还有的人喜欢平卧高枕或低枕，这也是不对的，高枕时会使颈部曲线变直或反曲，低枕（或无枕）时使颈部曲线变大，这些不良睡眠姿势都会造成颈椎椎体、椎间盘以及周围软组织受力平衡被打破，造成颈椎脊柱平衡紊乱、破坏椎体间的正常连接关系，最终导致椎间盘、钩椎关节及小关节等退变，这不仅会引发颈椎病，还会使原有颈椎病症状加重。因此，平卧睡眠时就需要选择合适的枕头来适应颈部正常生理曲线。不过，并不是所有的人都适合平卧睡眠，妊娠月份较大的孕妇以及老年人就不宜仰卧睡眠，孕妇仰卧睡眠时容易导致腹部受压引起下肢血液循环不畅，老年人仰卧睡熟时，舌根及咽喉部的肌肉容易后坠堵塞呼吸道，出现呼吸困难，导致缺氧，所以采取仰卧睡眠也不是适宜所有人的。

人在睡眠过程中姿势并不是固定不变的，刚入睡时能够平静的保持一种姿势，但在整个睡眠过程中，体位可能随身体需要不断改变，因此应尽量保持平卧睡眠姿势，对于预防及治疗颈椎病都有积极作用。

侧卧睡眠对于大部分人群来说，也是一种比较适合的睡眠姿势，尤其对于一些无法平卧的人来说,侧卧就是一种比较好的选择。右侧卧位有利于减轻心脏负担、促进肝脏血液循环,有利于食物在胃肠道中的消化,对于患有心脏病、消化系统疾病的患者比较适合。但是,对于颈椎患者来说,侧卧并不是最好的睡眠姿势。因为侧卧睡眠时,枕头的摆放高低不易掌握,这样就容易造成颈椎侧弯,而人体在熟睡情况下一旦保持这种颈椎侧弯姿势时间长了,就会导致颈椎间盘以及两侧肌肉受力不均,加之夜晚气血运行缓慢,局部血液供应不足,容易导致颈椎两侧肌肉紧张痉挛,早晨醒来就会出现颈部不适症状甚至落枕等现象,久而久之就会导致颈椎病的发生。

有极少数人喜欢俯卧睡眠,这是一种极不健康的睡眠姿势,这种睡眠姿势对人体整个脊柱的生理曲线都非常不利,俯睡会导致整个脊椎关节以及脊柱周围软组织受到不良应力作用,造成脊柱生理曲度改变以及周围软组织损伤。另外,俯睡时整个内脏系统都受到压迫,尤其是心肺以及肝胆、胃肠等消化系统受压迫,引起呼吸困难、消化功能障碍,而且俯卧时,颈部生理曲度变直甚至反弓,并有侧向扭转,这更增加颈椎关节错位以及周围软组织损伤。因此,俯卧睡眠是不可取的睡眠姿势,我们并不提倡这种睡眠姿势。

有些人认为,通过改变睡眠姿势可以起到预防或治疗颈椎病的作用。这种说法是有道理的。睡眠姿势的合理与否虽然不是导致颈椎病发生的唯一因素,也不是治疗颈椎病的唯一方法,但是好的睡眠姿势会对颈椎的预防及治疗起到积极作用。对于症状较轻的年轻患者来说,改变不良睡眠姿势可以使颈部不适症状得到改善。因此合适的睡眠姿势对预防颈椎病可以起到一定的效果,对于已经得了颈椎病的患者也可以根据需要调整睡眠姿势来辅助治疗颈椎病或者加强治疗效果,预防复发。

体育锻炼能防治颈椎病吗

体育锻炼是很好的强身健体的运动方式,对促进人体生长发育,提高身体机能,消除疲劳,防治疾病,改善国民体质等都有重要作用。体育锻炼的方法和形式多种多样,人们还在长期的锻炼实践中总结出各种健身方法,如跳绳、跑步、武术、球类运动(乒乓球、篮球、羽毛球、足球)、体操等等。体育锻炼有益于身心发展,能够增强人体骨骼肌肉系统、血液循环系统、呼吸系统的功能,还能够使全身关节肌肉韧带增厚,力量增强,对于骨关节疾病有非常好的预防及辅助治疗作用。

对于颈椎病患者来说,多参加体育锻炼对预防及辅助治疗颈椎病有很大益处。人体是一个有机整体,局部的软组织伤病会影响全身脏腑气血的正常功能,而全身脏腑气血功能正常也对局部组织损伤起到积极的修复作用。此外体育锻炼还能够牵伸颈部肌肉韧带,增强肌肉、韧带力量、滑利关节,避免关节僵硬,调整椎间小关节的紊乱,保持颈椎与周围软组织的平衡关系。从长期的临床观察来看,适合颈椎患者的锻炼项目主要包括跑步、放风筝、游泳等。这些锻炼方式能够增加颈椎的稳定性、改善局部血液循环,宜于大多数的颈椎病患者采用。

但也有些运动锻炼并不是适于所有的颈椎病患者,颈椎病根据所受压迫与刺激部位的不同,可以分为:颈型、神经根型、脊髓型、椎动脉型、交感神经型、食管型及复合型。对于食管型颈椎病患者来说,病因是颈椎椎体前缘的骨刺压迫食管导致吞咽困难,通过运动锻炼无法减轻其症状;脊髓型颈椎病是由于各种原因导致脊髓受压而引起一系列走路不稳、如踩棉花感甚至肢体麻木无力等症状。若锻炼方法不当,还可能使症状加重。另外,较严重的椎动脉型颈椎病由于椎动脉受压引起脑供血不足,在锻炼时若颈部旋转动作幅度太大容易导致一过性晕厥。因此,选择体育锻炼项目要因人因病情而异,不能盲目地锻炼,以免造成不良后果。

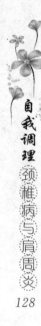

打太极拳能够预防颈椎病吗

　　由于长期地伏案、开车、不合理的姿势及不良的生活习惯,使颈部长期保持一种姿势得不到足够的活动,越来越多的现代人受到颈椎病的困扰,颈椎病是一种比较常见的骨科疾病,长期的肩背部酸痛、颈背疼痛、上肢无力、手指发麻、下肢乏力等深深困扰人们的生活,若不及时改善有加重影响生活质量的危险。治疗颈椎病除了药物以外,适当的运动也是比较有效的治疗方法。太极拳属于主动锻炼法,它的招式包括辗转环绕,腰随胯转,肩胯相对,牵拉颈脖,非常重视颈部、四肢和眼的配合,长期坚持练习使颈椎处于活动状态,可以疏通颈部经络以及气血,使受损的颈椎和肌腱、韧带和肌肉逐渐恢复弹性,增强局部肌力,滑利颈椎关节,缓解症状,使颈椎病逐步好转,因此太极拳成为大家较为钟爱的治疗改善颈椎病的一种重要手段(图30)。其中较适宜的云手健身法被称为"解决颈椎病的钥匙",根据中医经络经筋的原理,颈项部的筋肉起于四肢部的手足末端,尤其是手部。云手是通过动作的不断

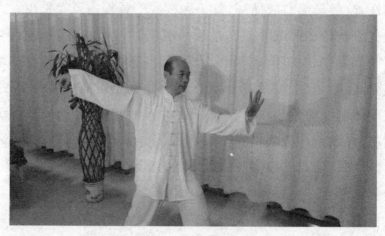

图30　太极拳

强化来缓解颈项部肌肉的紧张和酸痛,使气达到内循环的境界。通过腰脊的活动,不断刺激脊椎、督脉,接续督脉气血,可以壮腰补虚,温补脾肾。后溪为手太阳小肠经穴,又为八脉交会之一,通于督脉与小肠经,有舒经利窍、宁神之功。经常按揉可预防驼背、颈椎、腰部、腿部疼痛,也有保护视力、缓解疲劳、补精益气的功效。本法适用于颈椎病的康复期。

如何通过锻炼治疗颈椎病

颈椎病是临床常见疾病,大多数颈椎病患者都存在颈部酸痛、颈背部有重物压迫感等颈部不适症状。这些不适症状困扰着越来越多的人,影响人们的日常工作、生活、学习。很多患者由于工作忙等原因无法到医院就诊治疗,或者通过贴膏药、热敷等方法使症状暂时缓解后就不管了,也不寻求进一步的防治颈椎病的措施,更不会进一步查找患颈椎病的原因来积极预防颈椎病,这种对待颈椎病的态度是不对的。在这里建议大家,得了颈椎病后,如果实在没有时间到医院就诊,那就千万不要忽视颈椎病的日常锻炼。

那么,哪些锻炼可以起到预防颈椎病的作用呢?对于从未得过颈椎病的人来说,只要经常进行一些日常运动和做一些简单的颈椎日常保健操就可以起到预防颈椎病的作用。如跑步、快走、练太极拳、打羽毛球、蛙泳、放风筝、"米"字操等等。在此同时还需要注意平时的坐姿、站姿,尤其在工作时注意坐姿和避免长时间使用电脑、低头伏案等姿势。如果日常生活中能够做到这些,那么就可以达到预防颈椎病的效果了。

对于长时间坐着工作的人来说,除了经常参加体育锻炼来预防颈椎病外,平时还要注意坐姿,将桌椅高度调到与适合自己身高比例的最佳位置。正确的坐姿应该因人的高矮胖瘦而异,主要应做到腰部挺直,

自我调理保养篇

129

双肩自然后展,使头、颈、肩、胸处在一种微微绷紧的正常生理状态,尽量避免头颈部过度前倾或后仰,因为头颈部过度前倾或后仰都不利于颈、胸、腰椎生理曲线的稳定,从而形成颈椎病、腰椎病等疾病。在坐位姿势时间较长的情况下,应定时起身活动颈部、肩关节和腰部,这一点是很重要的。可以缓慢的做低头、仰头、左转、右转的颈部动作,防止颈部肌肉僵硬难受,还可以反复做耸肩动作、起身前后左右旋转腰部以利于腰背部肌肉放松。

对于颈椎病症状较轻的,如落枕、颈型颈椎病、较轻的椎动脉型颈椎病等,主要表现是颈项部经常酸痛憋胀不适,不能耐受较长时间的低头动作等症状。这类人群就比较适合经常参加体育锻炼,以防止颈椎病的进一步加重发生。比较适合这类人群的锻炼方式包括:跑步、快走、练太极拳、蛙泳、打羽毛球等。

跑步是一项非常好的全身锻炼的方式,跑步并不能直接治疗颈椎病,而是通过活动全身关节肌肉,以及加速心跳呼吸使血液循环加速,从而间接地对颈肩部肌肉韧带起到锻炼作用,加速颈部血液循环以及局部新陈代谢,从而间接预防或治疗颈椎病。

太极拳运动也是非常好的适合预防及辅助治疗颈椎病的锻炼方式之一,太极拳的动作柔和、平稳、流畅、缓慢,对于颈型颈椎病、颈椎肌肉韧带劳损以及症状较轻的椎动脉型颈椎病、神经根型颈椎病都比较合适,太极拳的招式中非常重视站姿和手、眼、头、颈、四肢的配合和协调,这种协调配合对于保持骨关节系统的柔韧与灵活,预防骨质变性、关节僵硬有很好的作用。经常练太极拳,可以加大脊柱的活动力度,有效地改善并加强颈椎病患者机体的机能,太极拳要求做到眼随手动、颈随头转以及头颈肩部肌肉缓慢协调运动,这些不断重复、左右对称的运动对颈椎关节以及颈椎周围肌肉韧带起到非常好的锻炼作用。对于延缓骨质疏松和骨刺的生成及椎间盘变性退化、椎间孔变窄都能起到很好的预防作用。而且太极拳招式简单易学，不要求太大场地，无需携带健身器材，随时随地都能锻炼，是最适合大众强身健体、防病治病的运动方式之一。但是，对于有些比较严重的椎动脉型颈椎病、严重的神经根型颈椎病患者来说需慎重选择，应选择到专业机构就诊，咨询适合的锻炼项目。

蛙泳是一种比较好的全身锻炼的方式，蛙泳对于颈椎病的预防作用不容忽视，蛙泳时需要颈部不断的处于一低、一仰的状态来保持换气，颈部不断的俯仰动作，对于颈部肌肉、韧带、肌腱等组织起到很好的锻炼作用，通过颈部肌肉韧带的协调收缩，促进局部血液循环，甚至可以通过蛙泳来改善颈肩部肌肉酸痛僵硬等不适症状。

打羽毛球接高球时的动作原理与蛙泳大致相同，正好符合颈椎病的锻炼原则，因此能对预防和治疗颈椎病起到积极的作用。但是严重颈椎病患者选择运动项目时应慎重，可以到医院就诊咨询大夫后再选择适合自己的运动方式。

对于一些颈椎病较重患者，如严重椎动脉狭窄、骨质增生、椎体变形较重以及神经根型颈椎病需要特别注意的是，一定不要做颈部动作幅度较大的体育锻炼，比如快跑、跳绳、踢毽子、打乒乓球、踢足球、打篮球等，因为这些运动属于比较剧烈的运动方式。运动过程中，需要全身各个关节灵活配合以及全身肌肉韧带协调运动才能完成，这些剧烈运动对于全身骨关节以及肌肉韧带的牵拉强度比较大，对于较严重的颈椎病患者来说，由于颈部活动受限，很容易在进行剧烈活动时引起颈部不适症状加重，甚至造成更严重的损伤。因此，颈椎病较重的患者不宜选择剧烈体育锻炼方式。

颈椎病与运动的关系

运动是辅助治疗颈椎病的一种很好很有效的方法，但并非所有类型颈椎病都适合通过运动来治疗，或者不能单纯通过运动来治疗。不论哪种运动都需要全身骨骼、肌肉、韧带的协调配合才能完成，因此都会直接或间接地使颈椎得到锻炼。凡是运动当中涉及颈部、肩部、背部等肌肉群的运动方式，都可以辅助治疗颈椎病。运动对颈部的作用主要为：通过颈部各方向的放松性运动，活跃颈椎局部血液循环，消除淤血水肿，通过牵伸颈部肌肉韧带，增强颈部肌肉韧带力量，使局部痉挛的肌肉放松，增强其对疲劳的耐受能力，改善颈椎的稳定性，从而减轻症状，巩固治疗效果，防止颈椎病的反复发作。

任何事物都有正反两个方面的作用，运动也不例外，运动方式选择适当可以辅助治疗颈椎病。但是，如果运动方式选择不当，则可能导致颈椎病的发生，甚至加重颈椎病的症状。因此，颈椎病患者做运动锻炼时，应结合自身颈椎病恢复程度来选择锻炼项目，如颈椎病症状处于基本缓解或呈慢性状态时，可以进行一些动作缓慢、动作幅度较小的颈部运动，如练太极拳、散步等促进症状的进一步消除及巩固疗效。若颈椎病症状处于急性发作期，则不宜增加运动刺激，应适当休息。若有较明显或进行性脊髓受压症状时则须停止进行颈部的运动锻炼，特别是颈椎后仰运动应绝对禁止。椎动脉型颈椎病时颈部旋转运动宜轻柔缓慢，幅度要适当控制。

总之，通过进行体育运动来防治颈椎病要因人而异，严重的颈椎病患者是不适合进行锻炼的，因为激烈的动作反而容易对颈椎产生损伤。因此建议颈椎病患者最好先到医院进行体检，由专业人员根据病情设计运动处方，这样才最为稳妥。

🌸 颈椎病患者需要改正的不良生活习惯

我们已经知道了颈椎病的产生与我们的生活和工作习惯有着极为密切的关系。不良的的生活和工作习惯是诱发颈椎病的重要原因。那么在我们生活中哪些对我们的颈椎有伤害的习惯需要我们改正的呢？

第一，使用过高的枕头。很多人习惯使用高枕，认为睡觉时将枕头垫高一点既舒服又有益健康。其实这种习惯是对颈椎有不良影响的。一般的枕头的高度在大约一拳加两横指时比较适宜，超过这个高度就会使人在仰卧和侧卧时颈椎产生过大的弯曲，增大下位颈椎的应力，使颈椎退变加速，从而诱发颈椎病。

第二，连续长时间地使用电脑或手机。很多上班族在办公室面对电脑一坐就是一天，不愿意多活动，殊不知长时间的保持一个姿势对着电脑或手机，会使颈部肌肉或斜方肌受累、僵直，从而会使颈部软组织产生无菌性炎症导致软组织增生，诱发颈椎病。

第三，躺在床上看电视和看书。很多人喜欢躺在床上看电视和看书，其实这是很不好的习惯。因为躺在床上看电视和看书，使颈部一直处于一种强制性的前倾或屈曲体位，增加了颈部软组织的负荷，侧躺会压迫椎动脉，引起大脑供血不足，出现晕厥。

第四，不参加室外运动。颈椎病患者应少用电脑多运动，加强颈肩部肌肉的锻炼，多做头及双上肢的前屈、后伸及旋转运动，既可缓解疲劳，又能使肌肉发达，韧度增强，从而有利于颈段脊柱的稳定性，增强颈肩顺应颈部突然变化的能力。

第五，不注意颈肩部保暖。现在越来越多的年轻人为了追求美丽，喜欢穿大领口的衣服，不懂得保暖自己的颈部。颈部是人体最容易受风着凉的部位，一旦受风着凉就会使颈椎局部筋脉失养，经络不通，气血受阻，从而引起颈部疼痛。所以颈部的保暖对于预防颈椎病十分重要。

第六，经常背过重的包。颈椎病患者应避免经常背很重的包，减轻头颈部组织的负重，减轻颈部肌肉的持续紧张和僵直，从而起到缓解颈椎病的症状。

第七，有不良的习惯坐姿。不良的习惯如偏头耸肩、长时间的低头伏案工作、坐车打瞌睡等，这些都会加重颈椎病患者的疼痛等不适症状，因此我们在谈话、看书时要尽量正面注视，保持脊柱的正直，避免过度疲劳。

第八，颈椎出现不适症状不进行及时检查和治疗。大家在日常的工作、生活中，尤其是长期存在一些对颈椎不好的习惯，或是已经存在颈椎局部疼痛、肌肉僵硬酸胀，活动不灵活，头痛，头晕，肩背痛，上肢放射性麻木或下肢无力等不适症状时，应及时到医院进行检查，一旦确诊为颈椎病，也要在医师的指导下及早、彻底地治疗，防止恶化。

以上只是生活中常见的导致颈椎病的不良习惯中的一部分，除此之外还有其他情况会对颈椎造成不良影响，应根据个人具体状态进行及时调整，这样才能更好地保护我们的颈椎。

如何自我防治颈椎病

很多患者到门诊来咨询，问能不能自己在家采取什么方式来防治颈椎病？其实颈椎病的预防和治疗从某些方面讲主要是靠自己，医院的治疗仅仅起到辅助作用，通过治疗，症状消除后，如果自己不能进行有效地预防，复发的几率还是很高的。那么我们如何自我防治颈椎病呢？大家应当注意以下几点。

（1）纠正不良姿势，避免颈椎长时间保持在一个固定的姿势，一般1个小时左右应改变一下姿势或做一些简单的颈部活动。同时，还要避免半躺半坐姿势。

（2）避免颈部受冷，包括出汗、淋雨、直接受风受寒等。

（3）选择正确的睡觉姿势和合适的枕头，一般枕头的高度应略高于自己的肩部，枕头的质地应柔软且富有弹性；仰睡时，枕头宜尽量垫于项（颈后部）下；侧睡时，避免将枕头压于肩下。切忌睡觉时使用质地坚硬并有固定形状的枕头。

(4)颈部垫枕法:取仰卧位,将浴巾折叠后卷成圆柱状垫于颈下,注意调节好垫枕的高度,一方面要把颈椎的弧度垫出来,即颈下有支撑感;另一方面,头的后枕部又不能离开床面。每天 1 次,每次垫的时间以 30 分钟至 60 分钟为宜,切忌时间过长。这种方法一方面有助于恢复颈椎的生理弧度,另一方面也可作为一种非常实用、方便的牵引方法,它运用力学上的杠杆原理,利用身体和头部自身的重量实现对颈椎的牵引作用,比较自然舒适,长期坚持可以取得比较好的效果。

(5)颈椎保健操:颈椎前屈、后伸、左右侧屈、左右旋转,共六个角度,每个角度单独活动到最大范围,各做 3 至 6 次。每天可重复多次。切忌进行过快、过猛的头部环形摇动。

以上所介绍的自我防治颈椎病方法只是针对大多数人的情况设计的,因此大家还要根据自己的实际情况来进行操作。如在利用以上方法时感到效果不理想或产生不适感就应当停止锻炼。进一步咨询专业人员并针对自身实际情况重新设计自我防治颈椎病的方法。

�$ 得了颈椎病需要卧床休息吗

曾经有一个患者,来门诊看病,要求开个诊断证明,原因是得了颈椎病要卧床休息两周。后来经过检查诊断为颈型颈椎病。告诉他不用担心,颈型颈椎病一般不需要卧床休息。患者不理解说:"自己有个邻居得了颈椎病,医生嘱咐他必须卧床休息否则后果很严重。"他所说的患者具体情况我们并不十分了解,也无需过多推测。但是一般对颈椎病患者来说休息是十分必要的,卧床就大可不必了。不同类型的颈椎病都有各自调养时的注意事项,但大多数情况是不需要强调卧床休息的。因为颈椎与其他部位不同,在直立状态和水平状态是两个完全不一样的力学平衡关系,涉及相关肌肉、韧带和力的作用方向、大小,差别很大。很多颈椎病患者平卧状态会引起颈椎病的症状加重。颈椎的修养方法很多,制动在大多数情况下是很必要的。制动的方式可分为主动制动和被动制动。对于症状较轻的患者可以进行主动制动。就是要求患者停止诱发颈椎病症状的各种活动,如告诉患者不要过度低头、不要过度活动颈部、不要突然回头等。对一些症状较重的患者则需要进行被动制动,就是通过佩戴颈托等工具,被动限制患者颈部的活动。这样本身既能明显缓解患者的不适症状,又能使颈部得到休息,机体功能得到有效修复,这就可以说是颈部的休息了。至于有没有必要卧床休息,需要根据患者的实际情况,但临床很少有因为单纯颈椎病发作必须卧床休息的情况。

🌼 自我按摩与颈椎病和肩周炎

按摩疗法可以治疗颈椎病这是众所周知的,那么我们可不可以通过自我按摩达到防治颈椎病发的目的呢?答案是肯定的。下面就给大家介绍一套简便易行的防止颈椎病的自我按摩方法。一般采取坐位较为合适,首先点揉风池穴半分钟,之后拿揉膀胱经 3 分钟,可两手交替进行,之后拿肩井左右各 1 分钟。然后揉颈部少阳经左右各 1 分钟。之后再揉胸大肌左右各 1 分钟。点揉云门左右各 1 分钟,点揉睛明穴左右各 1 分钟,敲打足三里及阳陵泉左右各 20 下。按摩时应主要手法不可过重,以按摩完轻松舒适为度。按摩后要避免着凉或劳累,不要按摩完马上洗澡。每天可按摩一次或两次,也可只在劳累不适时进行按摩。

肩周炎自我按摩的步骤及方法为:

(1)用健侧的拇指或手掌自上而下按揉患侧肩关节的前部及外侧,时间 1~2 分钟,在局部痛点处可以用拇指点按片刻。

(2)用健侧手的第 2~4 指的指腹按揉肩关节后部的各个部位,时间 1～2 分钟,按揉过程中发现有局部痛点亦可用手指点按片刻。

(3)用健侧拇指及其余手指的联合动作揉捏患侧上肢的上臂肌肉,由下至上揉捏至肩部,时间 1～2 分钟。

(4)还可在患肩外展等功能位置的情况下,用上述方法进行按摩,一边按摩一边进行肩关节各方向的活动。

(5)最后用手掌自上而下地掌揉 1～2 分钟,对于肩后部按摩不到的部位,可用拍打法进行治疗。

自我按摩可每日进行 1 次,坚持 1～2 个月,会有较好的效果。

参考书目

[1] 张长江,脊柱相关疾病[M].北京:人民卫生出版社,1998.

[2] 董福慧,临床脊柱相关疾病[M].北京:人民卫生出版社,2009.

[3] 潘之清,实用脊柱病学[M].济南:山东科技技术出版社,1996.

[4] 国家中医药管理局,中医病症诊断疗效标准[M].南京:南京大学出版社,1994.

[5] 王秋根,纪方,骨与关节损伤现代微创治疗学[M].北京:人民军医出版社,2007.

[6] 韦贵康,脊柱相关疾病与手法治疗[M].北京:人民卫生出版社,2005.

[7] 王瑞恒,临证治验会要[M].北京:人民卫生出版社,2007.

[8] 杜元灏,石学敏,中华针灸临床诊疗规范[M].南京:江苏科学技术出版社,2007.

自
我
调
理
颈
椎
病
与
肩
周
炎